图解健康知识丛书

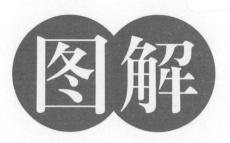

小穴位大作用

段玉春◎编著

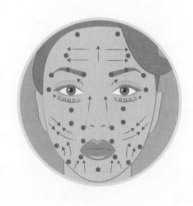

四川科学技术出版社

·成都·

图书在版编目（CIP）数据

图解小穴位大作用 / 段玉春编著. -- 成都：四川
科学技术出版社，2023.8（2023.11重印）
（图解健康知识丛书）
ISBN 978-7-5727-1086-5

Ⅰ.①图… Ⅱ.①段… Ⅲ.①穴位按压疗法—图解
Ⅳ.①R245.9-64

中国国家版本馆CIP数据核字(2023)第144436号

图解小穴位大作用
TUJIE XIAO XUEWEI DA ZUOYONG

编　　著　段玉春

出 品 人　程佳月
责任编辑　谢　伟
特约编辑　牛小红
封面设计　宋双成
责任出版　欧晓春
出版发行　四川科学技术出版社

　　　　　　成都市锦江区三色路238号　邮政编码 610023
　　　　　　官方微博：http://weibo.com/sckjcbs
　　　　　　官方微信公众号：sckjcbs
　　　　　　传真：028-86361756

成品尺寸　170 mm × 240 mm
印　　张　12.75
字　　数　255千
印　　刷　大厂回族自治县益利印刷有限公司
版　　次　2023年8月第1版
印　　次　2023年11月第2次印刷
定　　价　32.80元

ISBN 978-7-5727-1086-5

邮　　购：成都市锦江区三色路238号新华之星A座25层　邮政编码：610023
电　　话：028-86361770

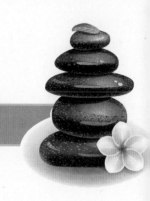

穴位，学名腧穴，指人体经络线上特殊的点区部位，中医可以通过针灸、推拿、点按或者艾灸刺激相应的穴位治疗疾病。穴位是中国文化和中医学特有的名词，也叫穴道，多为神经末梢和血管较多的地方。人体穴位遍布全身各个部位，上至头顶，下至脚端，无处不在。

传统中医认为，人体有十二经脉和任督二脉引导气血流通，而穴位就是经脉上的生命能量的出入口。穴位可以反映病症，协助诊断；也可以接受刺激，治疗疾病。

穴位的功效十分奇妙：

一、可用于祛病强身，如缓解痛经、治疗抑郁失眠；

二、可用于养生保健，如滋养精血、降脂减肥、益寿延年；

三、可用于女性美容，如去除皱纹、消除睑腺炎、乌发美白；

四、可用于日常急救，如癫痫发作、头晕昏厥。

我们身体上的每一个穴位都是历代中医通过实践寻找出来的，都有着自己独特的养生保健功效，只要用好用对，就是最安全、最实用的养生保健妙法。

基于上述种种，笔者在借鉴了诸多参考资料的前提下，编写了《图解小穴位大作用》一书。本书共分为十五章，具体讲解了穴位的相关知识，涉及经络、六脉、经络穴位养生法、按摩手法；重点介绍了五官科疾病穴位调理法、呼吸系统疾病穴位调理法、消化系统疾病穴位调理法、心脑血管疾病穴位调理法、泌尿肛肠科疾病穴位调理法、骨伤疾病穴位调理法、神经科疾病穴位调理法、皮肤科疾病穴位调理法、妇科疾病穴位调理法、男科疾病穴位调理法、儿科疾病穴位调理法、亚健康症状穴位调理法、养生保健穴位调理法以及老年人固本培元穴位调理法等。

　　本书语言浅显易懂，将复杂的医学知识用平实、通俗的语言表达出来，方便普通读者理解。同时本书采用图解形式，配备了大量插图，帮助读者认识穴位特点、位置及功效等。通过阅读此书，希望广大读者能掌握一些基本穴位知识和常用对症疾病的穴位调理法，并能学以致用，学会防治相关疾病。

　　最后，祝愿大家都能更好地养生，拥有健康的生活方式。

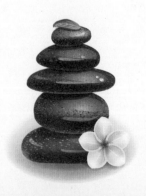

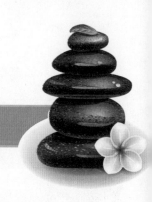

Contents 目录

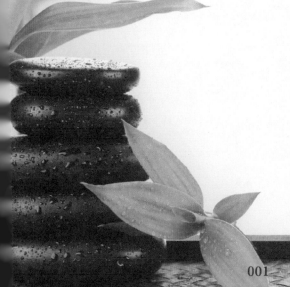

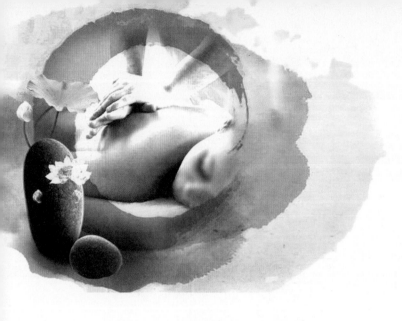

第四章　消化系统疾病穴位调理法

第五章　心脑血管疾病穴位调理法

第八章　神经科疾病穴位调理法

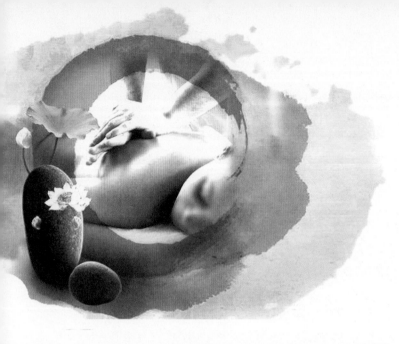

第九章　皮肤科疾病穴位调理法

第十章　妇科疾病穴位调理法

第十一章　男科疾病穴位调理法

第十二章　儿科疾病穴位调理法

第十三章　亚健康症状穴位调理法

第十四章　养生保健穴位调理法

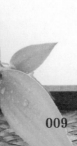

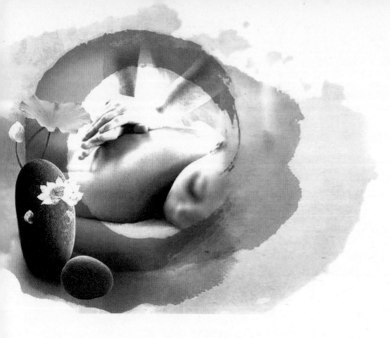

第十五章　老年人固本培元穴位调理法

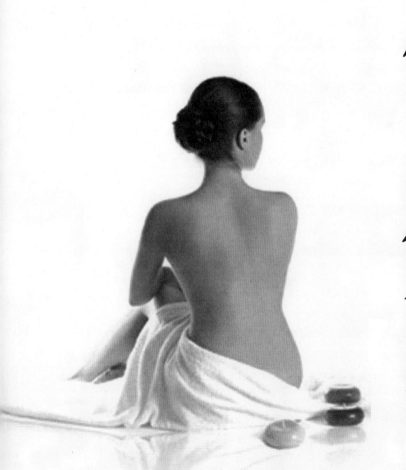

第一章

了解穴位，做自己的健康管理师

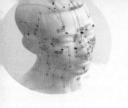

第一节 神秘的经络

虽然现代医学技术很发达，但也不可能24小时咨询医生，因此，我们有必要掌握一些运用经络进行自我保健和预防疾病的知识，做自己的健康管理师。通过经络调动身体的自我修复功能，在医学上其实是返璞归真。

早在汉代就有了经脉图谱，但是，直到解剖学说发达的现代，也找不到与古典图谱一致的经络，那究竟有没有经络呢？

经 络

经络：经脉和络脉的总称。

经脉：人体上有一些纵贯全身的路线，古人称之为经脉。

络脉：人体的主干线上有一些分支，分支上又有更小的分支，古人称这些分支为络脉。

我国古人在数千年前就发现某些人生病时，身体会出现红色发烫的线条，按摩那些线条可治疗疾病。经络学说就是从治疗经验里发展起来的，是中医重要的组成部分。

迄今为止，虽然没有人知道经络的实质，也没有人确切知道经络是怎样被发现的，但是经络却用特殊的方式告诉世人它的存在是千真万确的，只是没有人能看见而已。

针灸或者按压穴位的时候，施压部位会出现酸、麻、胀、痛的感觉，比如按手臂肘弯下的"麻筋"，手心会有麻的感觉，中医把这个叫"得气"，出现这种现象时，诊治效果往往更好。不过这种"得气"与每个人的体质有关，有的人明显，有的人则没什么感觉。

一些人的皮肤病不是沿神经也不是沿血管，而是沿着经络出现的。

● 经络走行上的电阻比其他地方低，这种现象不但存在于人体，在其他动物身上也一样存在。

● 用热像仪测身体的一些部位，把相近温度的点连起来，结果发现这种高低线是沿着经络行走的。

● 上述种种现象表明，虽然至今经络仍是世界未解之谜，但是它的存在是不容置疑的。

认识你身上的这张"网络"地图

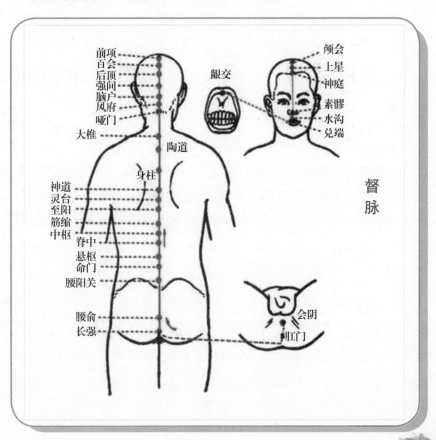

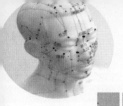

经络	**定义**：经络由经和络组成，经就是干线，络就是旁支。 **组成**：人体有12条主干线，即十二经脉，也叫作"十二正经"，还有无数条络脉。 **介绍**：经和络纵横交错，在人体里构成了一张大网。这张网就是人体的活地图，它内连脏腑，外接四肢百骸，可以说身体的各个部位，如脏腑器官、骨骼肌肉、皮肤毛发，无不包括在这张大网之中。

经脉——谨防身体旱涝灾害

经脉是经络的主体，分为正经和奇经两类。正经有12条，奇经有8条。如果说十二经脉是奔流不息的江河，那么奇经八脉就像蓄水池。平时十二经脉的气血奔流不息时，奇经八脉也会很平静地正常运行；一旦十二经脉气血不足流动无力时，奇经八脉这个蓄水池中的水就会补充到江河中；如果十二经脉气血过多，过于汹涌，水池也会增大储备，使气血流动和缓，只有这样，人体正常的功能才会平衡。

▶ 十二经脉

正经有12条，即手足三阴经和手足三阳经，合称"十二经脉"，是经络系统的主体。它们分别隶属于十二脏腑，各经用其所属脏腑的名称，结合循行于手足、内外、前中后的不同部位，并依据阴阳学说，给予不同的名称。

十二经脉的名称		
手太阴肺经	手厥阴心包经	手少阴心经
手阳明大肠经	手少阳三焦经	手太阳小肠经
足太阴脾经	足厥阴肝经	足少阴肾经
足阳明胃经	足少阳胆经	足太阳膀胱经

十二经脉是气血运行的主要通道。通过手足、阴阳、表里的连接而逐经相传，构成一个周而复始、如环无端的传注系统。就像奔流不息的河流，气血通过经脉可内至脏腑，外达肌表，营运全身。

十二经脉流注次序

手太阴肺经 → 手阳明大肠经 → 足阳明胃经 → 足太阴脾经 → 手少阴心经 → 手太阳小肠经 → 足太阳膀胱经 → 足少阴肾经 → 手厥阴心包经 → 手少阳三焦经 → 足少阳胆经 → 足厥阴肝经

奇经八脉

奇经八脉

种类：任脉、督脉、冲脉、带脉、阴跷脉、阳跷脉、阴维脉、阳维脉的总称。

奇经：它们与十二经脉不同，既不直属脏腑，又无表里配合关系，其循行别道奇行，故称奇经。

功能：沟通十二经脉之间的联系，对十二经脉气血有蓄积、渗灌等调节作用。

十二经别

十二经别是从十二经脉别出的经脉，主要是加强十二经脉中相为表里的两经之间的联系。由于它通达某些正经未循行到的器官与形体部位，因而能补正经之不足。

络脉——警惕气血交通堵塞

络脉是经脉的分支，有别络、浮络和孙络之分，起着人体气血输布的作用。

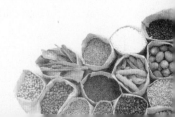

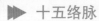

▶▶ 十五络脉

十二经脉和任督二脉各自别出一络，加上脾之大络，共计15条，称为"十五络脉"，分别以十五络脉所发出的腧穴命名；具有沟通表里经脉之间的联系，统率浮络、孙络，输布气血以濡养全身的作用。

▶▶ 孙络

从别络分出最细小的分支称为"孙络"。

▶▶ 浮络

在全身络脉中，浮行于浅表部位的称为"浮络"。

这样，人体经络运行图仿佛一张城市道路交通图一样呈现在人们眼前，清晰明了，认识经络就不是多么复杂的事情了。

第二节 其他六脉

冲脉循行图及主要功效

冲脉是人体奇经八脉之一，出自《黄帝内经·素问·骨空论》等篇。冲脉起于胞中，下出会阴，并在此分为三支：一支沿腹腔前壁挟脐上行，与足少阴经相并，散布于胸中，再向上行，经咽喉，环绕口唇；一支沿腹腔后壁上行于脊柱内；一支出会阴，分别沿股内侧下行至足大趾间。

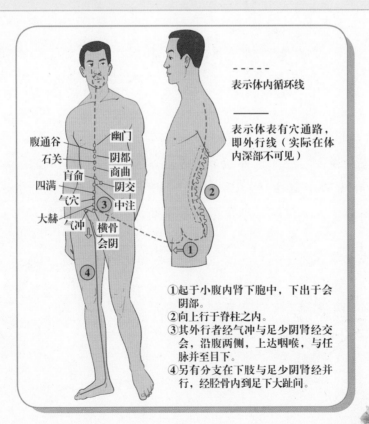

表示体内循环线

表示体表有穴通路，即外行线（实际在体内深部不可见）

腹通谷
石关
肓俞
四满
气穴
大赫
气冲

幽门
阴都
商曲
阴交
③中注
横骨
会阴

②

①

④

①起于小腹内肾下胞中，下出于会阴部。
②向上行于脊柱之内。
③其外行者经气冲与足少阴肾经交会，沿腹两侧，上达咽喉，与任脉并至目下。
④另有分支在下肢与足少阴肾经并行，经胫骨内到足下大趾间。

冲脉交会穴主要有会阴（任脉）、气冲（足阳明经）、横骨、大赫、气穴、四满、中注（足少阴经）、阴交（任脉）、肓俞、商曲、石关、阴都、腹通谷、幽门共14穴。

冲脉主要功效包括以下几个方面

调节十二经脉气血：冲脉上至于头，下至于足，贯串全身，为总领诸经气血的要冲。当经络脏腑气血有余时，冲脉能加以涵蓄和储存；经络脏腑气血不足时，冲脉能给予灌注和补充，以维持人体各组织器官正常生理活动的需要。故有"十二经脉之海""五脏六腑之海"和"血海"之称。

主生殖功能：冲脉起于胞宫，又称"血室""血海"。冲脉有调节月经的作用。冲脉与生殖功能关系密切，女性"太冲脉盛，月事以时下，故有子""太冲脉衰少，天癸竭地道不通"，这里所说的太冲脉，即指冲脉。另外，男子先天冲脉未充，或后天冲脉受伤，均可导致生殖功能衰退。

调节气机升降：冲脉在循行中并于足少阴，隶属于阳明，又通于厥阴，及于太阳，故有调节某些脏腑（主要是肝、肾和胃）气机升降的功能。

◆ **冲脉气逆**

表现为气从小腹上冲，或呕吐、恶心、咳唾、吐血，或腹内拘急疼痛、胸脘攻痛，或妊娠恶阻。

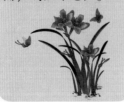

◆ **冲脉虚衰**

表现为女子月经量少、色淡，甚或经闭、不孕，或初潮经迟，或绝经过早、小腹疼痛、头晕目眩、心悸失眠；男子阴器伤损或发育不良，胡须、阴毛稀少，不能生育，舌淡，脉细弱。

◆ **冲脉气结**

表现为经行不畅，量少或愆期，或乳房胀痛，乳汁量少，或小腹积块，游走不定。

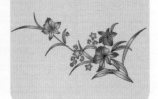

带脉循行图及主要功效

带脉是人体所有经脉中唯一横行的，它能约束纵行之脉，足之三阴、三阳以及阴阳二蹻脉皆受带脉之约束，以加强经脉之间的联系。

带脉起于季胁，斜向下行到带脉穴，环腰一周，并于带脉穴处再向前下方沿髋骨上缘斜行到小腹。

东汉末年，医圣张仲景就认识到带脉对于女性健康的重要性，认为带脉是治疗妇科病的"万能穴"，而现代医学也证明，和带脉息息相关的白带不正常、月经不调这些病症，都可以通过养护带脉来起到辅助治疗的作用。

带脉具有固护胎儿和主司女性带下的功效。

带脉受损的表现为腰酸腿痛、腹部胀满、腰腹部松弛、痛经、白带增多、习惯性流产等。而女子长期便秘，也与带脉相关。

敲带脉是不用吃药、不用打针、轻松治疗便秘的一种方法。

便秘时，当天在两边腰侧带脉的位置各敲 100 下，第二天早上起来，排便就会很顺畅。坚持敲带脉两个月，基本上不会再受到便秘的困扰。

推、敲带脉的方法可以让经络气血运行加快，对于腰部冰凉而常常感觉酸痛和痛经都有帮助。除了有疏通血脉的效果以外，推带脉还可以强壮肾脏，如果腰腹有赘肉的"游泳圈"，还有利于脂肪的代谢，减少赘肉的产生，

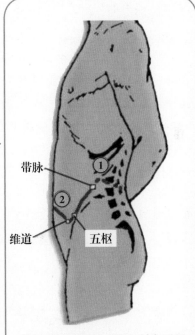

带脉
①
②
维道
五枢

①起于季胁部的下面，斜向下行到带脉、五枢、维道穴。

②横行绕身一周与足少阳胆经交会。

在保养带脉的同时，有瘦身的效果。

▶ 按摩带脉防治病

推带脉法：以肚脐为中点向左右两侧推抚数次，再在后腰部用手掌来回推抚，推时用力适度，不要过轻或过重，手下有内脏推动感最好。

敲带脉法：躺在床上，用手轻捶左右腰部带脉处各100下以上就可以。不过，准妈妈可千万不能这么做。

▶ 艾灸带脉防治病

点燃艾条，手持艾条在带脉距离皮肤5厘米左右熏10~20分钟，以皮肤有温热感而无灼痛为标准。

不方便用艾灸，或是不喜欢艾草的烟味的人，也可以用吹风机对着带脉穴吹热风来取代，同样以皮肤有温热感而无灼痛为标准。

> **适合病症**
>
> 这个方法其实已经超越了日常保健的范畴，而是一种中医的治疗方法，所以比较适合各种妇科炎症、严重的痛经或者月经不调、腰腹水肿等带脉严重受损的状况。

阴维脉、阳维脉循行图及主要功效

维脉的"维"字，有维系、维络的意思。

阴维脉具有维系、联络全身阴经的作用。阴维脉起于小腿内侧的足少阴肾经上的筑宾穴，先沿大腿内侧上行到腹部，与足太阴脾经相接，再沿着胸部向上，与任脉会合于颈部的天突穴和廉泉穴。

阳维脉从足跟部的金门穴开始，向前走到脚踝处后，沿小腿、大腿往上，到达胁肋后侧；然后从腋后上行到肩部，再从头顶绕到脖子后，与督脉会合于风府穴。阳维脉同阴维脉相应，阳维脉具有维系、联络全身阳经的作用。

《难经》里说："阴维为病苦心痛。"意思是说阴维脉如果出了问题，多半会出现心痛、胃痛、胸腹痛等不适。这是因为阴维脉属阴而上行于营分，营又属血，心主血，所以阴维病会出现心痛的证候。

肠胃疾病是日常生活中常见的疾病，肚子痛、胃痛、腹胀、胃胀……正是因为我们习惯了这样的疾病表现，所以麻木了，不能引起足够的重视。每每都是几片简单的药剂，或者是挺挺就过去了，这就是严重的

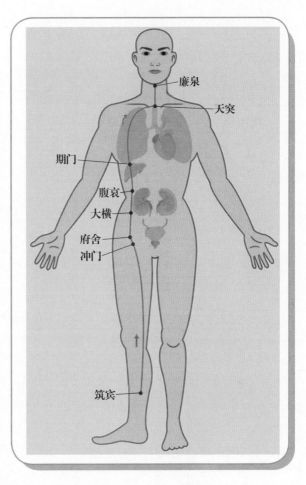

误区，也是给胃病乃至胃癌、结肠癌的病发提供了绝佳的机会。

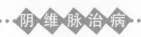

阴维脉治病

肠胃疾病：当疼痛难熬时，先平躺下，然后用手指在阴维脉的循行路线一路按压，遇到反应比较强烈的地方，需要按摩或敲打一段时间，并配合按摩足三里穴。

心痛、胸腹痛：用手指在阴维脉的循行路线一路按压，遇到反应强烈的地方坚持按摩或敲打一段时间，症状便会得到缓解。

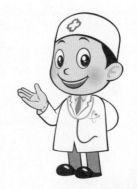

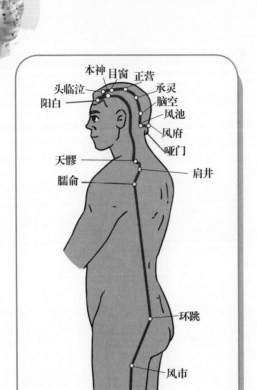

本神 目窗 正营
头临泣 承灵
阳白 脑空
风池
风府
哑门
天髎 肩井
臑俞
环跳
风市
阳陵泉
阳交
金门

《难经》里说："阳维为病苦寒热。"意思是说如果阳维脉出了问题，人多半会感到发热或是发冷，用现在的话说就是感冒了。

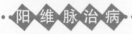

阳维脉治病

感冒，一年四季均可发生，冬春季尤为多见，而治疗感冒的一个最有效的方法就是按摩阳维脉，方法是用手指在阳维脉的循行路线一路按压过去，在感觉疼痛、有硬结或凹陷的地方坚持按摩或敲打。

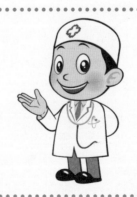

第三节 经络穴位养生法

经络是古人在长期生活保健和医疗实践中逐渐发现并形成理论的，是经脉与络脉的总称，指周身气血运行的通道。它是以手、足的三阴经和三阳经以及任督二脉为主体，网络遍布全身的一个综合系统，它内联五脏六腑，外布五官七窍、四肢百骸，沟通表里、上下、内外，将人体的各部分连接成有机的、与自然界阴阳属性密不可分的整体。经络是人体保健、养生祛病的重要依据。

所谓经络穴位养生法，就是运用针法、灸法、按摩等方法刺激经络穴位，以激发精气，达到调和气血、旺盛代谢、通利经络、增进人体健康等目的的一种养生方法。

◆ 针法
以毫针刺激人体经络穴位，通过提、插、捻、转等不同手法，起到调整脏腑、疏通经络的作用。

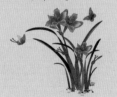

◆ 灸法
借助艾火热力，灸灼、熏熨穴位，以达到温通经络、调养脏腑的效果。

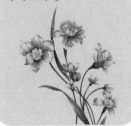

◆ 按摩
用手对人体经络穴位进行按、拿、点、推、揉、拍等，起到运行气血、健身祛病的作用。

上述三种方法各有所长，可单独应用或按需综合施行，只要操作得法，一般对人体无损伤及副作用。

利用经络穴位养生法，有一点必须注意：经络理论博大精深，人体穴位内容丰富，针法、灸法、按摩等操作方法复杂，如果不是经专门学习训练者，请不要草率施行，以免酿成事故。

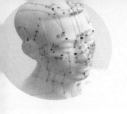

第四节　22种按摩手法全解

按摩手法变化繁多，大致可以分为：按、摩、揉、推、拿、捻、抹、擦、捏、点、摇、梳、拍、捋、拨、击、搓、掐、滚、扳、振等，这些手法根据其力度、着力点、作用时间的差别，各自有适合的部位和穴位，可以针对不同的病痛选用不同的手法。

根据其作用，可以将按摩手法归纳为五大类：解痉手法、开窍手法、顺气手法、发散手法和整复手法。具体可见下表。

类别	手法	作用及适应症状
解痉手法	推、揉、滚、捻、捋	缓解痉挛、舒筋活血，用于放松肌肉、消除紧张和疼痛感
开窍手法	掐、拍、抹、梳	提神醒脑、兴奋神经、消除昏厥等
顺气手法	按、摩、揉、推、擦、搓、捏、摇、梳、捋、击、振、拨	疏通经络、运气活血，这类手法运用较广，对于各类适合穴位按摩的病症都有一定的效果
发散手法	按、拿、点	清热泻火，用于风寒、心躁、精神不振、经络不通等症状
整复手法	摇、扳	止痛消瘀，适用于关节损伤、脱臼、错位、软组织病症的恢复和消肿止痛

按法

▶ 功效简介

按法具有安心宁神、镇静止痛、开闭通塞、放松肌肉、矫正畸形等作用。

▶ 适用范围

指按法适用于全身各部腧穴；掌按法常用于背腰、下肢；肘按法常用于背腰、臀部、大腿等肌肉丰厚部位。按法常与揉法结合，组成按揉复合手法。

指按法 用拇指、食指、中指的指端或
螺纹面垂直向特定部位按压。

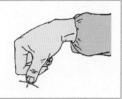

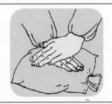

掌按法 用手掌根部着力向下按压，可
用单掌按或双掌按，亦可双手重叠按压。

肘按法 将肘关节弯曲，用突出的尺骨
鹰嘴着力按压特定部位。

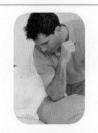

摩法

▶ 功效简介

摩法具有理气和中、行气活血、消积导滞、祛瘀消肿、健脾和胃、清
腑排浊的作用。

▶ 适用范围

摩法轻柔缓和，常用于胸腹、胁肋部操作。

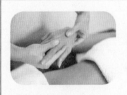

指摩法 食指、中指、无名指相并，指
面附着于特定部位按顺时针或逆时针环转运动。

掌摩法 用手掌面附着于施术部位，做
有节律的环形摩动。

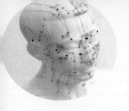

揉法

▶▶ **功效简介**

揉法具有宽胸理气、消积导滞、活血化瘀、消肿止痛、祛风散寒、舒筋活络、缓解痉挛的作用。

▶▶ **适用范围**

揉法轻柔缓和，刺激量小，适用于全身各部位。

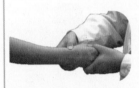

指揉法 用拇指、食指、中指的指端或螺纹面垂直向特定部位按压。

掌揉法 用手掌大鱼际或掌根着定于施术部位做轻柔缓和的揉动。

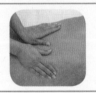

推法

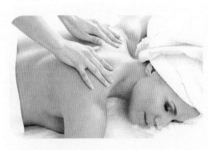

▶▶ **功效简介**

推法具有行气活血、疏通经络、舒筋理肌、消积导滞、解痉镇痛、调和营卫的作用。

▶▶ **适用范围**

推法可在身体各部位使用。

▶▶ **注意事项**

推法操作时，着力部位要紧贴皮肤，用力要稳，速度缓慢均匀。

拿法

▶ **功效简介**

拿法具有祛风散寒、通经活络、行气开窍、解痉止痛、祛瘀生新等作用。

▶ **适用范围**

拿法刺激较强，多作用于较厚的肌肉筋腱。

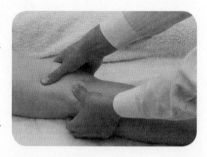

拿法包括三指拿、四指拿、五指拿三种，是指用拇指和食指、中指或其他三、四指对称地用力，提拿一定部位或穴位的手法。

捻法

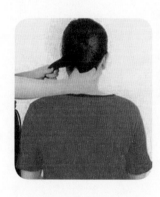

▶ **功效简介**

捻法具有消肿止痛、缓解痉挛、润滑关节等作用。

▶ **适用范围**

捻法要求操作轻快灵活，主要适用于四肢指关节。

捻法是指用拇指、食指指腹捏住施术部位，两指做对称有力的环转捻动的手法。

抹法

▶ **功效简介**

抹法具有开窍宁神、清醒头目、行气活血、温经散寒等作用。

▶ **适用范围**

指抹法常用于头部和颈项部；掌抹法常用于胸、腹、背、腰部。

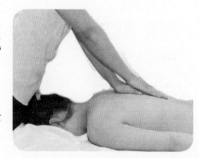

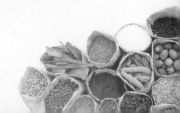

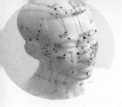

擦法

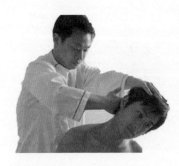

▶ **功效简介**

擦法具有行气活血、疏通经络、消肿止痛、健脾和胃、温阳散寒等作用。

▶ **适用范围**

掌擦法温度较低，多用于胸、腹、胁部；小鱼际擦法温度较高，多用于腰、背、臀、腿部；大鱼际擦法温度中等，可用于全身各部位。

▶ **注意事项**

擦法可用于身体各部位，操作时可涂抹润滑油。在本法操作后，不宜在该处再施其他手法，以免皮肤损伤。

指擦法 将食指、中指二指或食指、中指、无名指三指并拢，用螺纹面进行摩擦。

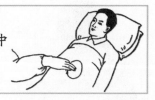

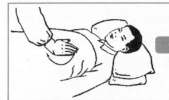

掌擦法 用手掌面紧贴皮肤进行摩擦。

鱼际擦法 用大鱼际或小鱼际紧贴施术部位往复摩擦。

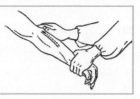

捏法

▶ **功效简介**

捏法具有舒筋通络、行气活血、消积化瘀、调理脾胃等作用。

捏法常用于头颈、项背、腰背、四肢。

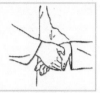

二指捏法 用拇指指腹和食指中节桡侧面相对用力，将肌肉提起做一捏一放动作。

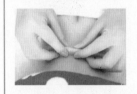

三指捏法 用拇指指面顶住皮肤，食指和中指在前按压，三指同时用力提拿肌肤，双手交替向前移动。

点法

▶ 功效简介

点法具有疏通经络、活血止痛、开通闭塞、调理脏腑等作用。

▶ 适用范围

点法作用面积小，刺激大，用于全身穴位。

拇指点 用拇指端按压体表。

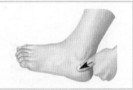

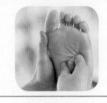

屈指点 包括屈拇指点法和屈食指点法。即弯曲手指时，用拇指指间关节桡侧或食指近侧指间关节点压施术部位。

摇法

▶ 功效简介

摇法具有润滑关节、松解粘连、解除痉挛、整复错位等作用。

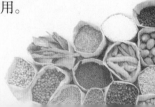

第一章 了解穴位，做自己的健康管理师

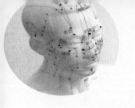

▶▶ **适用范围**

摇法适用于颈、项、肩、腰及四肢关节。

▶▶ **注意事项**

摇法必须在各关节生理功能许可的范围内进行，不可用力过猛。

摇颈法 用一手扶住患者头顶，另一手托住其下颌，左右适度环转摇动。

摇腰法 患者取坐位，按摩者用双手分别扶住其两肩，用力向左右旋转摇动。

摇肩法 用一手扶住患者肩部，另一手握住其手腕部或托住其肘部，做环转活动。

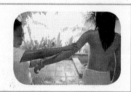

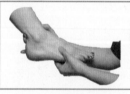

摇踝法 一手托住患者的足跟，另一手握住其足趾部，做环转摇动。

摇腕法 一手握住患者前臂桡侧，另一手握住其手掌，做环转摇动。

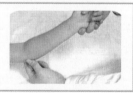

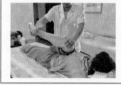

摇髋法 患者仰卧，按摩者一手托住患者足跟，另一手扶住膝部使膝关节屈曲，然后将髋关节做环转摇动。

梳法

▶ **功效简介**

梳法具有疏通经络、活血化瘀、清利头目、醒脑提神等作用。

▶ **适用范围**

梳法多用于头、胸等部位。

梳法是指五指微屈，自然展开，用手指末端接触体表，做单方向滑动梳理的手法。

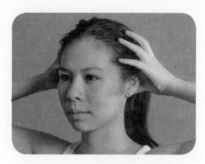

拍法

▶ **功效简介**

拍法具有舒筋活络、行气活血、解除痉挛等作用。

▶ **适用范围**

拍法主要用于肩背、腰臀及下肢部。

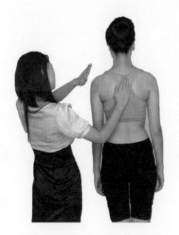

捋法

▶ **功效简介**

捋法具有舒筋活络、润滑关节、行气活血等作用。

▶ **适用范围**

捋法用于手指和脚趾。

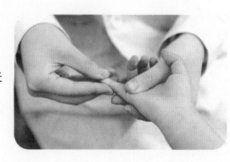

拨法

▶ **功效简介**

拨法具有松解粘连、解痉止痛、行气活血、疏通狭窄等作用。

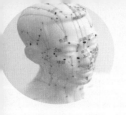

▶ **适用范围**

拨法属于强刺激手法，术后常配用顺着肌腱和肌纤维走向的推抹梳理。

拨法是指用拇指端或肘尖着力于施术部位的肌肉、筋腱上，做垂直方向的左右来回拨动的手法。

击法

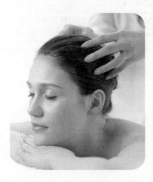

▶ **功效简介**

击法具有舒筋通络、调和气血、提神解疲等作用。

▶ **适用范围**

指击法多用于头部；拳击法多用于腰背部；小鱼际击法多用于肩背、下肢；掌击法多用于腰臀及下肢。

 指击法 用手指末端着力击打。

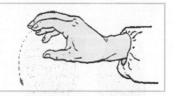

拳击法 手握空拳，用拳背或小鱼际侧击打，又称"捶打法"。

小鱼际击法 手掌伸直，用单手或双手小鱼际着力击打。

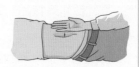

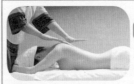

掌击法 手指自然松开，用掌根部击打，称为"掌击法"。

搓法

▶ **功效简介**

搓法具有疏通经络、活血化瘀、清利头目、醒脑提神等作用。

▶ **适用范围**

搓法多用于头、胸等部位。

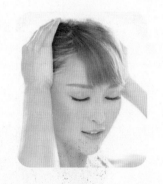

一指禅推法

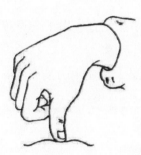

▶ **功效简介**

一指禅推法具有舒筋活血、调和营卫、祛瘀消积、健脾和胃、温通经络等作用。

▶ **适用范围**

一指禅推法适用于全身各部穴位。

一指禅推法是指用拇指指端、螺纹面或偏锋着力于施术部位，沉肩、垂肘、悬腕，透过腕关节的摆动和拇指关节的屈伸活动来回推动的手法。

掐法

▶ **功效简介**

掐法具有开窍醒脑、回阳救逆、调和阴阳、疏通经络、运行气血等作用。

▶ **适用范围**

掐法常用于人中或十宣等肢端感觉较敏锐的穴位。

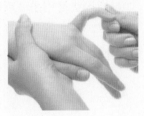

掐法是指用手指指甲端用力压穴位的手法。

滚法

▶ **功效简介**

滚法具有疏通经络、祛风散寒、活血止痛、放松肌肉、解除痉挛、润滑关节的作用。

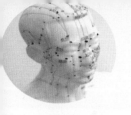

▶ 适用范围

滚法压力较大，接触面较广，适用于肩背、腰臀、四肢等肌肉丰满处。

扳法

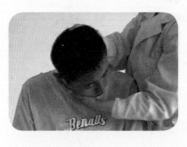

▶ 功效简介

扳法具有纠正错位、解除粘连、通利关节、舒筋活络等作用。

▶ 适用范围

扳法常与其他手法配合应用于全身各部位。

扳法是指用双手向反向或同一方向用力扳动肢体，使受术的关节在正常活动范围内被动达到最大限度的手法。

振法

▶ 功效简介

振法具有理气和中、祛痰消积、调节肠胃、活血止痛等作用。

▶ 适用范围

振法常用于全身各部穴位。

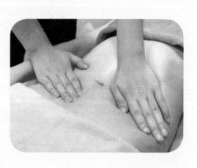

指振法是用手掌或手指着力于体表施术部位，用前臂和手部肌肉静止性收缩发力，产生振动。

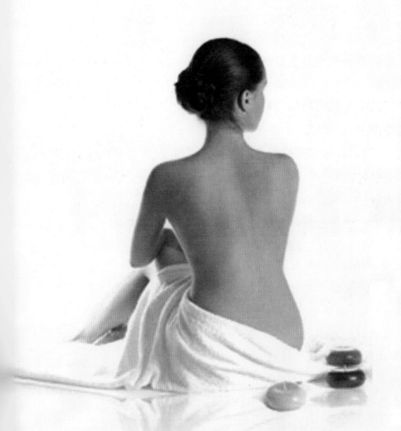

第二章

五官科疾病穴位调理法

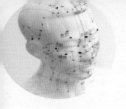

第一节 近 视

近视，因外眼无异常发现，视远不清，移近则清楚，故称"能近怯远症"，是临床常见的眼病。

近视大多是后天形成的，中医认为，近视的发生多因先天禀赋不足，后天发育不良，劳心伤神，心阳耗损，使心肝肾不足，致眼睛形态异常而成；或因在光线不足处学习或工作；或阅读体位不正；或久阅细体字；或病后视力未恢复，用眼过度，使目络瘀阻，目失所养而致。

● 操作方法

❶ 按摩者用拇指和中指指腹分别推揉翳明穴各 36 次，再用拇指指腹点揉光明穴各 36 次。

❷ 推按督脉、膀胱经；点按双肺俞、肝俞、膈俞、肾俞、脾俞、心俞、命门穴；按摩颈部，双手同时点按风门、风府、太阳穴；按人中、印堂、百会、承浆穴；点双攒竹、鱼腰、阳白、太阳、丝竹空、睛明、承泣、瞳子髎、四白穴；按摩手三里、三间、曲池、合谷、偏历、劳宫穴，并点按十宣穴；按摩光明、阴陵泉、血海、复溜、足三里、三阴交穴，最后让患者转眼球并极目远眺。

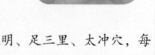

翳明

❸ 患者取坐位，按摩者用拇指指端点揉光明、足三里、太冲穴，每穴 1 分钟，使局部产生酸胀感为宜。

❹ 按摩者两手拇指或食指、中指自印堂开始沿眉向两侧分推 2 分钟，然后从内眼角经下眼眶至外眼角分推 2 分钟；两手拇指或食指、中指置于攒竹、睛明、承泣、太阳穴，各揉 1 分钟；两手交替着力，一手扶肩部，另一手用指点按风池、翳明、天柱穴，各 1 分钟。

第二节　青光眼

青光眼，中医称为"绿风内障"，是一种较常见的眼病，且不易根治，危害甚大。中医眼科根据其发病过程提出"青风""绿风""黄风""黑风"与"乌风"五种病症，这是根据瞳孔的色泽而命名的。临床上，早期病变有先驱症状与"青风内障"类同，进一步发展而引起的急性发作阶段则与"绿风内障"相似，这就是急性青光眼。如果不治疗，继续发展，进入绝对期，就会发展为"黄风内障"或"黑风内障"，转入慢性后为"乌风内障"，这就是慢性青光眼。

青光眼的病因多为暴怒忿郁，郁遏化火生风，风火升扰于目；或疲劳过度，耗伤气血，水不制火，火炎于目；或因忧思悲泣使肝气郁结，气滞不泄，玄府闭塞，神水淤积而成；或劳倦伤脾，脾虚湿困生痰，痰火夹肝风上扰清窍产生绿风内障或青风内障之症候。

●操作方法

配穴一　取肝、胆、耳尖、眼、目1或目2等耳穴。每次取一侧耳穴，两耳交替使用。耳郭常规消毒后，按操作常规，用王不留行以胶布贴压在所选穴位上，边贴边按揉，直至耳穴酸胀、耳郭发热为止。并嘱患者每日自行按揉 3~5 次。每隔 1~2 天换贴1次，10 次为一个疗程。

配穴二　取肾、肝、眼、目2、皮质下等耳穴。每次取一侧耳穴，两耳交替使用。耳郭常规消毒后，按操作常规，用王不留行以胶布贴压在所选穴位上，边贴边按揉，至出现酸胀为止。并嘱患者每日自行按压 3~5 次。隔日换贴1次，10 次为一个疗程。

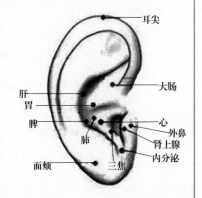

耳尖
大肠
肝
胃
脾
肺
心
外鼻
肾上腺
内分泌
面颊
三焦

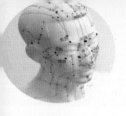

第三节　白内障

白内障，属中医的"银内障""闵翳内障"和"惊震内障"等范畴，是晶状体或其囊膜失去正常的透明性，发生部分或全部晶状体混浊而影响视力的一种较为常见的慢性眼病。初起视物不清，眼前或见黑点，或素有黑影随眼移动，或如隔轻烟薄雾，或有单眼复视现象，甚者仅能分辨手指或阴暗。

一般分先天性白内障和后天性白内障两种。先天性白内障多因肾精不足、肝肾亏虚所致；后天性白内障多因脾胃虚弱、失于运化，或年老体衰气弱，或肝肾亏损，或心肾不交，以致精气不能上荣于目所致。

●操作方法

❶ 睁开眼睛，双掌互相搓热后，竖捂在脸上，掌根大、小鱼际着力眼眶，五指并拢着力前额，两手从印堂慢慢横抹擦攒竹、睛明、丝竹空、太阳、承泣、四白、阳白、头维等穴位，每次30下。

丝竹空　攒竹
太阳　　睛明
承泣

❷ 闭上眼睛，双掌竖捂面，两无名指挟沿鼻梁两侧泪水沟。掌心着力两眼眶，两掌同时用力从发际往下巴来回摩擦眼周神经穴位30下。

❸ 在临睡前站于空气流通的地方，双手胸前合拢，两手掌上下摩擦37次，产生热感，掌心置于双侧太阳穴上，顺时针适度用力缓慢地按摩37圈，少顷再逆时针按摩37圈。稍停片刻，弯曲10指由前向后适度用力用手梳理头发37次，最后双目远眺，眨眼睛37次。

第四节　上睑下垂

上睑下垂，是指眼的上睑部分或全部不能提起所造成的下垂状态，轻者不遮盖瞳孔，只影响外观，重者部分或全部遮盖瞳孔妨碍视力功能。中医认为，本病由于先天禀赋不足，肾气虚弱，以致眼睑提起无力；或因风邪外袭，胞睑筋脉失和；或因脾虚气弱，肌肉弛纵所致；也可由外伤损及经络血脉，气滞血瘀引起。治疗时以疏风通络、益气养血为主要原则。

现代医学认为，先天性上睑下垂是由于动眼神经或提上睑肌发育不良；后天性上睑下垂的原因有交感神经疾患、动眼神经麻痹、外伤引起的提上睑肌损伤、重症肌无力及机械性的开睑运动障碍，如上睑的炎性肿胀或新生物等。

● 操作方法

❶ 取手足阳明、足太阴、少阳经穴为主。

❷ 如果是因为风邪伤络，可以取攒竹、丝竹空、阳白、风池、合谷等穴位。

❸ 如果是因为中气不足，可以取攒竹、丝竹空、阳白、足三里、三阴交等穴位。

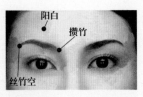
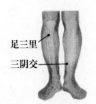

❹ 如果伴有眩晕，还需加气海、百会两穴位。攒竹透丝竹空，其余穴中度刺激，实证用泻法，虚证用补法。每日1次，留针30分钟，10次为一个疗程。

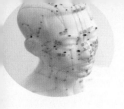

第五节 睑腺炎

睑腺炎，俗称"针眼"，是一种十分常见的眼睑腺体化脓性炎症。根据发病部位的不同，又有内、外睑腺炎之分。如为睑板腺感染，则称为"内睑腺炎"；如为睫毛毛囊或其附属腺体感染，则称为"外睑腺炎"。中医认为，本病多因风热外袭，客于胞睑，气血壅滞，局部生疖或因过食辛辣食物，以致脾胃积热，上攻于目，停聚于胞睑络脉而成。

现代医学认为，本病由金黄色葡萄球菌感染所致。症状及过程与一般疖肿类似，患部有红肿热痛的典型急性炎症表现。初起胞睑微痒，睫毛根或睑内出现局限性红肿硬结，状如麦粒，少数经 2~3 日可自行消散，但多数成脓。成脓则硬结软化，表面出现黄色脓点，溃破后炎症即逐渐消退。外睑腺炎的炎症反应集中在睫毛根部的睑缘处，红肿较弥散；内睑腺炎的炎症浸润局限在睑板腺内。自觉灼热疼痛，成脓时疼痛加重，低头或咳嗽时疼痛更重。如果感染靠近外眦部，局部红肿往往较剧，可涉及同侧面颊部，还会引起反应性球结膜水肿，伴耳前淋巴结肿大、触痛，有时出现畏寒、发热等全身症状。

调理原则主要以疏风、清热、利湿为主。

●操作方法

耳尖针刺用强刺激，留针 20 分钟，每日1次。也可仅用耳尖放血，先将耳郭揉搓使之充血，消毒后用三棱针或粗毫针点刺出血数滴，每日1次，每次留针 30 分钟，5 次为一个疗程。反复发作者可用王不留行贴压，每 3~5 日更换1次。

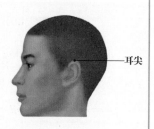

耳尖

第六节 耳 聋

耳聋是指听觉系统的功能异常，致使听力不同程度的减退，或听不清、听不到外界声响。耳聋可分为器质性耳聋或功能性耳聋。禀赋不足或病后精气不充、恣情纵欲等可使肾气耗伤，髓海空虚，导致耳窍失聪；或饮食劳倦，损伤脾胃，使气血生化之源不足，经脉空虚不能上承于耳发为本病。

当出现耳聋迹象时，会出现双耳呼呼作响，耳内闭塞憋气感明显，伴头昏头痛，口苦咽干，烦躁不宁；舌红苔黄，脉弦数。虚证听力逐渐减退，伴虚烦失眠，头晕目眩，食欲下降，面色萎黄；舌红或淡，少苔，脉细等症状。

● 操作方法

❶ 按摩治疗耳聋当以健脾祛湿、升提清阳为主，手法宜使用补法。嘱患者取俯卧位，按摩者用拇指、食指和中指捏住患者的耳郭牵抖数次，之后用中指插入耳内做轻柔快速的震颤。在进行此项操作时，患者应当捏住鼻子，向外鼓起，反复操作 2~3 分钟；后以拇指指腹顺时针按揉足三里、脾俞二穴各5分钟，以发热为度；然后换仰卧位，同法按揉听会、翳风二穴各5分钟，以得气为度。

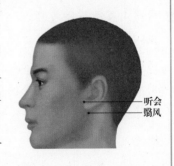

听会
翳风

❷ 经过一段时间的按摩，听力会明显好转或恢复正常。足阳明胃经下合穴足三里与足太阳膀胱经脾俞相互配伍，是以脾胃功能为着眼点，兼顾补中益气、升提清阳，使耳得到清阳的温煦和濡养，从而达到治疗耳疾的目的；耳周围的听会、翳风二穴配伍，可通畅耳中之经气，具有聪耳开窍的作用。

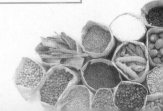

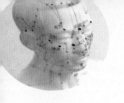

第七节　慢性咽炎

慢性咽炎是一种常见病，以咽部不适、发干、异物感或轻度疼痛、干咳、恶心，咽部充血呈暗红色，咽后壁可见淋巴滤泡等为主要临床表现。慢性咽炎患者，因咽分泌物增多，故常有清嗓动作，吐白色痰液。为慢性感染所引起的弥漫性咽部病变，主要是咽部黏膜炎症，多发于成年人，其主要病因有屡发急性咽炎、长期粉尘或有害气体刺激、烟酒过度或其他不良生活习惯、鼻窦炎分泌物刺激、过敏体质或身体抵抗力减低等。

●操作方法

❶　将食指、中指、无名指三指并拢，从前臂背侧反复上下推拿数次。再应用以上方法按摩曲池穴。再用拇指外的其他四指反复推拿上臂数次。再用中指指腹以轻力旋转按摩廉泉穴。然后以另侧手指用上述方法指压与按摩推拿对侧手和手臂等各穴。每穴用力中等均匀，动作柔和、缓慢，每日2次。

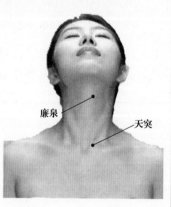

廉泉

天突

❷　患者取正坐位，将下颌部轻轻高抬。按摩者用右手中指指腹缓慢地、轻轻用力而又均匀地压迫天突穴约1分钟，再顺时针方向旋转按摩36次，再逆时针方向旋转按摩36次。用同样方法指压、按摩俞府穴，每日早晚各1次。

第八节 喉 炎

急性喉炎是由于过度使用声带，吸入有害蒸汽和气体，过度吸烟、饮酒，张口呼吸等引发的，局部和全身受凉是引起喉炎的重要因素。

慢性喉炎通常是由于急性喉炎的反复发作引起的，过度使用声带、不良的外界刺激、过度饮酒、全身和局部循环障碍等是慢性喉炎的诱发因素。

● 操作方法

❶ 取中渚穴。半握拳，第四、五掌骨之间，掌关节近端凹陷处即是。先左后右，每天早晚各揉按1次，每次揉按1~3分钟。

❷ 取足窍阴穴。正坐、垂足，抬起左脚放在座椅上，左手轻轻握住左脚脚趾，四指在下，拇指弯曲，用指甲垂直轻轻掐按穴位，用拇指的指腹揉按穴位，会有酸、胀、痛的感觉。先左后右，两侧穴位每次各揉按1~3分钟。

❸ 取鱼际穴。用一只手的手掌轻握着另一只手的手背，拇指弯曲，用指甲尖垂直方向轻轻掐按第一掌骨桡侧中点处，会有痛感及强烈的酸胀感。分别掐揉左右两手的同一穴位，每次1~3分钟。

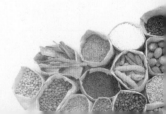

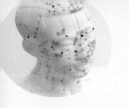

第九节　化脓性中耳炎

上呼吸道感染、流行性感冒、急性呼吸道传染病等鼻腔炎症的细菌或病毒通过耳咽管，或者外界细菌、病毒直接通过陈旧性穿孔的鼓膜进入中耳，引起的中耳化脓性炎症，即化脓性中耳炎，常累及中耳其他部位，多发于儿童。

主要有以下原因导致中耳炎：

（1）急性化脓性中耳炎延误治疗或治疗不当，迁延为慢性或急性坏死性中耳炎的直接延续。

（2）鼻、咽部存在慢性病灶也是一个重要原因。一般在急性炎症开始后6~8周，中耳炎症仍然存在，为慢性。

（3）常见致病菌多为变形杆菌、金黄色葡萄球菌、绿脓杆菌，以革兰阴性杆菌较多，无芽孢厌氧菌的感染或混合感染亦逐渐受到重视。

● 操作方法

❶ 取听宫穴。正坐目视前方，口微微张开，举起双手，手指尖朝上。手掌心向前，用拇指的指尖垂直，并轻轻插入耳屏前面的额凹陷正中处，穴位处会有刺痛感，轻轻用拇指的指尖揉按穴位。左右揉按，每次揉按1~3分钟，或者两侧穴位同时揉按。

❷ 取耳门穴。正坐，举起双手，指尖朝上，手掌心向内，轻轻扶住头部，四指放在偏头处，拇指的指尖摸到耳郭上的缺口前，轻轻张开嘴，拇指的指尖垂直揉按凹陷中的穴位，有胀痛的感觉。左右两穴位，每天早晚各揉按1次，每次揉按1~3分钟，也可以两侧同时揉按。

第十节　结膜炎

结膜炎是因为结膜经常与外界接触，受到各种刺激和感染而引起的疾病。结膜炎主要分为急性结膜炎和慢性结膜炎两种。

急性结膜炎是由细菌感染引起的急性传染性眼病，俗称"红眼"或"火眼"，在中医属天行赤眼范围。

慢性结膜炎是一种常见的慢性眼病。由于急性结膜炎没有根治，或因风尘刺激、饮酒过度，以及其他眼部疾病的刺激所引起。

●操作方法

❶ 取阳溪穴。将手掌侧放，拇指伸直向上跷起，在腕背的桡侧，手腕横纹上侧有一凹陷处。用另一只手轻握手背，拇指弯曲，用指甲垂直掐按穴位，会产生酸胀的感觉。分别掐按左右手，每次各掐按1~3分钟。

❷ 取睛明穴。正坐位，轻闭双眼，两只手的手肘撑在桌面上，双手的手指交叉，除拇指外，其余八指的指尖朝上，拇指的指甲尖轻轻掐按鼻梁旁边与内眼角的中点，在骨上轻轻前后刮揉，有酸胀以及稍微刺痛的感觉。每天左右两穴位分别刮揉1次，每次1~3分钟，也可以两侧穴位同时刮揉。

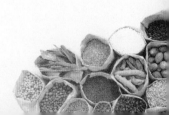

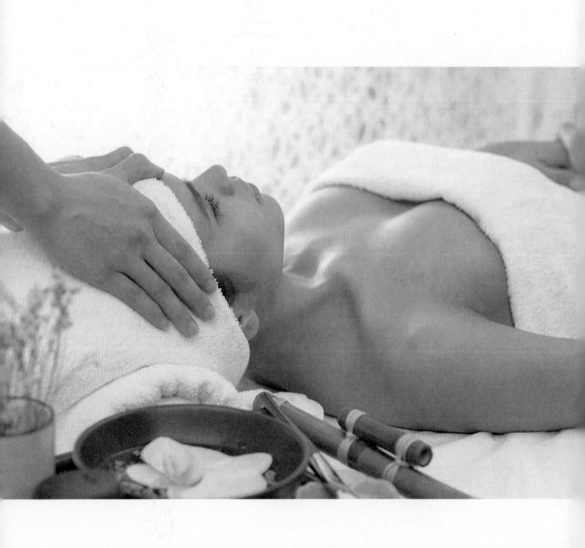

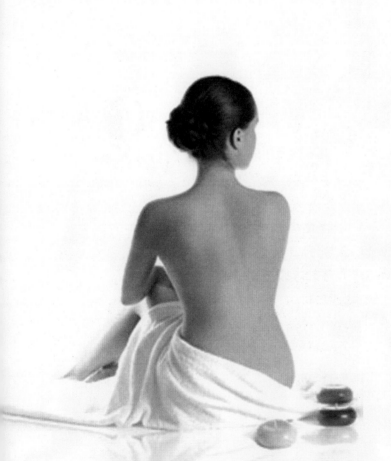

第三章　呼吸系统疾病穴位调理法

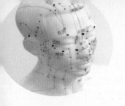

第一节　哮　喘

　　哮喘是世界公认的医学难题，被世界卫生组织（WHO）列为疾病中四大顽症之一。1998年12月11日，在西班牙巴塞罗那举行的第二届世界哮喘会议上，全球哮喘病防治创议委员会与欧洲呼吸学会代表世界卫生组织提出了开展世界哮喘日活动，并将当天作为第一个世界哮喘日。据调查，在我国有2000万以上哮喘患者，但只有不足5%的哮喘患者接受过规范化的治疗。刮拭疗法是缓和哮喘的自然疗法，日常生活中就能做到。

●操作方法

　　❶ 用单角刮法从上向下刮拭天突、中府、膻中穴。

　　❷ 先用按压力大、速度慢的手法，以面刮法从上向下刮拭颈部大椎穴，背部定喘、肺俞穴。此方法对治疗哮喘有奇效。

　　❸ 用面刮法从上向下以按压力法的手法刮拭尺泽、曲池穴，最后刮拭列缺穴。

　　❹ 用面刮法从上向下刮拭尺泽至太渊穴，重点刮拭太渊穴。

　　❺ 用面刮法从上向下刮拭足三里穴。

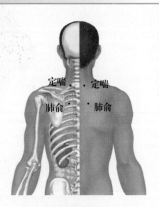

定喘　・定喘
肺俞　・肺俞

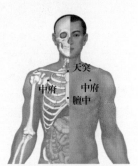

天突
中府　　中府
膻中

第二节 肺 炎

肺炎是一种常见的、多发的感染性疾病，临床表现主要有发热、咳嗽、多痰、胸痛等，重症者喘气急促、呼吸困难，可危及生命。世界卫生组织在一份报告中指出，在全球引起发病和造成死亡的疾病中，下呼吸道感染（主要是肺炎）被列为高危害疾病。人们通过对60岁以上的老年人进行重点调查后，发现在所患常见病中有26%为肺炎。某医院的死因分析表明，肺炎为80岁以上老年人的第一位死因。所以，日常预防肺炎是很重要的。

● 操作方法

取穴：大椎、身柱、肺俞、风门、膈俞穴。

治疗方法：采用俯卧位，在各穴位上用单纯拔罐法，留罐10~15分钟。

疗程：每隔2日1次，6次为一个疗程，两个疗程之间间隔5日。

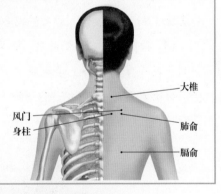

风门
身柱
大椎
肺俞
膈俞

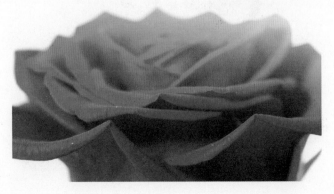

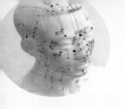

附：大叶性肺炎

大叶性肺炎是由于肺大叶被肺炎双球菌等感染而引起的急性疾病。病情较轻时，会出现寒战、高热、咳嗽等；病情严重时，会出现血压下降，甚至神志昏迷。

大叶性肺炎的病理过程分为充血、实变、消散三期。发病后24小时内为充血期，肺部毛细血管扩张，肺泡内有少量浆液渗出，肺泡内仍含大量气体。X线检查可无明显或仅有局部肺纹理增粗。发病后24小时左右，肺泡内充满炎性渗出物，病变逐步发展为实变期。消散期，双肺可听到湿啰音，症状逐渐缓解。

●操作方法

❶ 取大包穴。正坐或者仰卧，双手抱于胸前，把双手的中指放在对侧腋窝中线下6寸处，大约一个手掌长度的地方，分别用指尖揉按，会有胀、刺痛的感觉。每天早晚各揉按1次，每次揉按1~3分钟。

❷ 取尺泽穴。伸臂向前，仰掌，掌心向上，微微弯曲约35度，用另一只手的手掌由下而上轻托肘部。弯曲拇指，以指腹按压，有酸痛的感觉。每次左右两手各按压1~3分钟。

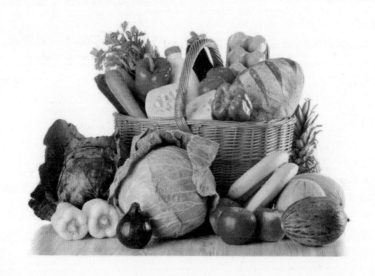

第三节 支气管炎

支气管炎是指气管、支气管黏膜及其周围组织的非特异性炎症。多数是由细菌或病毒感染引起的，根据流行病学的调查，主要为鼻病毒、呼吸道合胞病毒、流感病毒及风疹病毒等。较常见的细菌为肺炎球菌、溶血性链球菌、葡萄球菌、流感杆菌、沙门氏菌属和白喉杆菌等。此外，气温突变、粉尘、烟雾和刺激性气体也能引起支气管炎。临床上以咳嗽、咳痰或伴有喘息及反复发作为特征。支气管炎分慢性支气管炎和急性支气管炎两种。急性支气管炎以流鼻涕、发热、咳嗽、咳痰为主要症状，并有声音嘶哑、喉痛、轻微胸骨后摩擦痛，初期痰少，呈黏性，以后变为脓性，烟尘和冷空气等刺激都能使咳嗽加重。慢性支气管炎主要表现为长期咳嗽，特别是早晚咳嗽加重，如果继发感染则发热、怕冷、咳脓痰，冬季是本病的高发季节。

● 操作方法

❶ 头部及颈部的推拿按摩：推桥弓穴，先左侧再右侧，自上而下20~30次。从头顶到枕部用五指拿法，自枕部到颈部用三指拿法，重复3~4次。

❷ 躯干部的推拿按摩：横擦前胸部，沿锁骨下缘开始到下肋，往返2~3遍。横擦肩背腰部，往返2~3遍。交换方向后横擦前胸部，然后再擦肩背腰部。直擦从大椎到腰骶部督脉部位。

❸ 上肢的推拿按摩：先左侧再右侧，操作方法是直擦上肢内外两侧，均用擦法。拿上肢，自肩部至腕部。

❹ 支气管炎发作较严重者：用一指禅推法或揉按法，在两侧风门、定喘、肺俞、肩中俞穴治疗，每穴1分钟左右，开始手法轻柔，以后逐渐加重，以患者有明显酸胀感为宜。

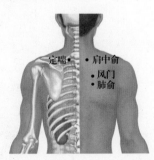

定喘　肩中俞　风门　肺俞

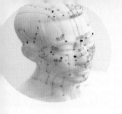

第四节 肺结核

肺结核又称"肺痨"，病变部在肺部，病情严重时可波及其他脏器。肺结核是结核分枝杆菌引起的肺部疾病。主要是由肺结核患者咳嗽、打喷嚏时散播的带结核分枝杆菌的空气飞沫进行传播。有肺结核疑点的人，有以下症候可能患上了肺结核，应及时去医院确诊：

（1）周身无力，疲倦，发懒，不愿活动。

（2）手足发热，不思饮食，白天有低热，下午面颊潮红，夜间有盗汗。

（3）发热，体力下降，双肩酸痛，女性月经不调或闭经。

（4）经常咳嗽，但痰不多，有时痰中带有血丝。

（5）大量咯血，胸背疼痛。

（6）高热。

●操作方法

❶ 患者采取仰卧位，按摩者一手握腕部，另一手点按内关、太渊等穴位。

❷ 患者采取坐位，按摩者一手扶头，另一手置于患者背部以按揉，再以拇指点按肺俞、颈百劳穴。

❸ 患者采取俯卧位，按摩者于患者背部循背俞施搓运夹法，同时点按心俞、膏肓穴。

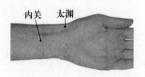

内关　太渊

颈百劳
肺俞
膏肓
心俞

第五节 呼吸道感染

呼吸道感染是鼻腔、咽部或喉部急性炎症的概称。常见病原体为病毒，少数是细菌。其发病无年龄、性别、职业和地区差异。一般病情较轻，病程较短，预后良好。但由于发病率高，具有一定的传染性，有时还可产生严重并发症，应积极防治。本病全年皆可发病，但以冬春季节高发，可通过含有病毒的飞沫或被污染的手和用具传播，多为散发，多在气候突变时流行。

●操作方法

❶ 取坐姿，用除拇指以外的四指按对侧风门，以"1、2、3、4、5"的节奏做大范围环形按揉，做5~6次。另一侧也按相同方法进行。

❷ 取坐姿，两手中指分别按同侧的中府。吸气时默念"1、2、3、4"，放松，复位。做5~6次。

❸ 取坐姿，两手中指叠放在一起按巨阙穴，呼气时默念"1、2、3、4"，上身前屈，用力按压穴位；吸气时默念"1、2、3、4"，放松，复位。做5~6次。

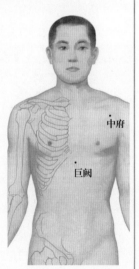

病情较重，发热者或年老体弱者应卧床休息，忌烟，多饮水，室内保持空气流通。如有发热、头痛，可选用解热止痛片如复方阿司匹林、去痛片等口服。咽痛可含服消炎喉片，使用局部雾化治疗。鼻塞、流鼻涕可用1%麻黄碱滴鼻。

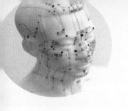

第六节 咳 嗽

咳嗽是人体的一种保护性呼吸反射动作。咳嗽的产生，是由于当异物、刺激性气体、呼吸道内分泌物等刺激呼吸道黏膜里的感受器时，冲动通过传入神经纤维传到延髓咳嗽中枢，引起咳嗽。

咳嗽时短促深吸气，声门紧闭，呼吸肌、肋间肌和膈肌快速猛烈收缩，使肺内高压的气体喷射而出，就成为咳嗽。随着急速冲出的气流，呼吸道内的异物、刺激性气体或分泌物被排出体外。

●操作方法

❶ 取扶突穴。正坐，一手拇指弯曲，其余四指并拢，手心向内，小指位于喉结旁，以食指的指腹垂直向下按揉其所在之处，有微胀及痛感，中指和食指并拢，以指腹按揉左右两侧穴位，早晚各1次，每次1~3分钟。

❷ 取乳根穴。仰卧或正坐，轻举两手，覆掌于乳房，拇指在乳房上，其余四指在乳房下，用中指和无名指的指腹稍微用力按压穴位，有痛感。每天早晚各揉按1次，每次3~5分钟。

第七节　肺气肿

肺气肿，古谓"肺胀"，多见于呼吸系统疾病之晚期，尤以老年患者为多。肺气肿是指终末细支气管远端部分，包括细支气管、肺泡管、肺泡囊和肺泡的持久性扩大，并伴有肺泡壁的破坏。常因支气管炎、喘息、咳嗽、百日咳等使肺部弹性减弱，肺泡内的空气充满，出纳迟缓，肺泡膨大，而致肺气肿者居多。患者常有反复咳嗽、咳痰或喘息的病史，随病情发展可出现气短、气促、胸闷、疲乏无力、纳差，寒冷季节或呼吸道感染时，咳嗽、咳痰和气急加重。最后可导致呼吸衰竭和右心衰竭。

● 操作方法

❶ 取肺、肾、大肠、耳甲腔等穴区。耳郭常规消毒后，按操作常规进行全耳按摩法，重点揉按上述穴位。每次30分钟，每日1次，10次为一个疗程。

❷ 取肺区敏感点、肾、心、内分泌、大肠、神门穴。每次取一侧耳穴，双耳交替使用。耳郭常规消毒后，按操作常规，将王不留行1粒粘贴在胶布中心，依次贴压在所选穴位处，边贴边按压，直至出现胀痛感、耳郭有灼热感为止。嘱患者每日按压3~5次。隔2~3天换帖1次，10次为一个疗程。

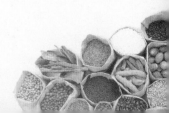

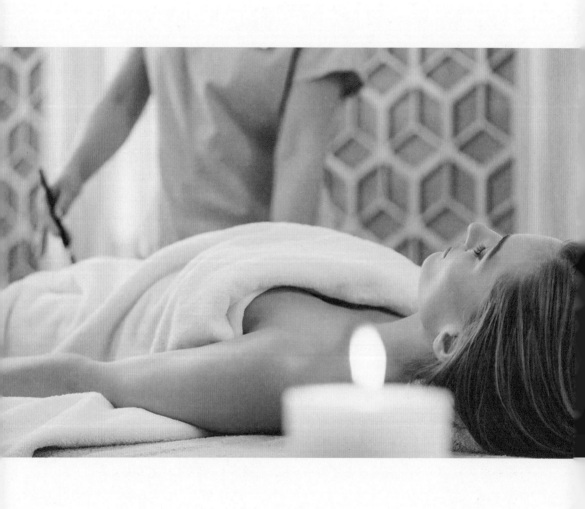

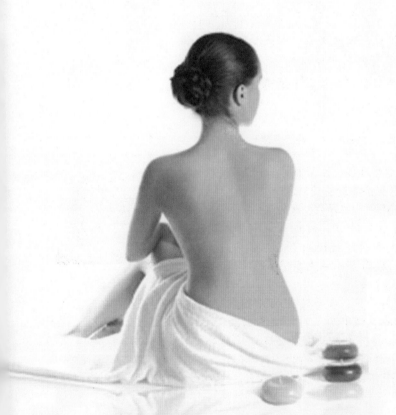

第四章

消化系统疾病穴位调理法

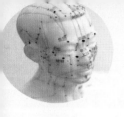

第一节　急性胃炎

　　急性胃炎是由不同病因引起的胃黏膜急性炎症，病变严重者可累及黏膜下层与肌层，甚至深透浆膜层。一般可分为单纯性胃炎、腐蚀性胃炎、感染性胃炎、化脓性胃炎和急性出血性糜烂性胃炎五种。急性胃炎的临床表现有：突发性上腹痛，呈阵发性加重或持续性钝痛，伴腹部饱胀、不适。少数患者出现剧痛；伴发肠炎，出现腹泻，随胃部症状好转而停止，可为稀便和水样便；恶心、呕吐，呕吐物为未消化的食物，吐后感觉舒服，也有的患者呕吐出黄色胆汁或胃酸；由于反复呕吐和腹泻，失水过多引起皮肤弹性差、眼球下陷、口渴、尿少等症状；严重者血压下降，四肢发凉，呕吐物带血丝或呈咖啡色，大便发黑或大便潜血试验阳性。

　　急性胃炎可归属于中医的"胃脘痛""呕吐"等范畴。其病因、病机为外邪犯胃或饮食不慎而致中焦气机不利，纳运失常，胃失和降，浊气上逆。

●操作方法

　　❶ 患者取平卧位，按摩者用推或摩在胃区做治疗，以产生热渗透，使肌肤有感为度，然后揉中脘、气海、天枢等穴，配以足三里穴。

　　❷ 患者取俯卧位，按摩者采用推摩手法，从脊柱两旁，膀胱经向下至三焦俞穴，往返3~5次，后用重手法对肝俞、脾俞、胃俞、三焦俞穴按揉。

中脘　梁门
神阙（肚脐）　大横
气海　天枢
关元

　　❸ 患者俯卧位，按摩者用拇指指端和螺纹面交替点按足三里穴2~3分钟，待疼痛缓解后，再按揉足三里穴。

　　❹ 用一指禅推法推天枢穴 2~3 分钟，着力宜轻快、渗透。

　　❺ 用拇指螺纹面交替弹拨、按揉脾俞穴 2~3 分钟，以左侧为主。

　　❻ 用两手掌面紧贴两侧肋间隙处，沿肋骨反复推擦 1 分钟，以温热为度。

第二节 慢性胃炎

慢性胃炎是以胃黏膜的非特异性慢性炎症为主要病理变化的慢性疾病。现代医学认为，其病因与不良的饮食习惯，烟酒过度，口腔、鼻腔和咽部的慢性感染灶的细菌或毒素有关。此外，中枢神经功能失调、自身免疫反应及急性胃炎迁延不愈等，都与慢性胃炎的发病密切相关。其临床表现多种多样，多以上腹部疼痛或上腹部不适及胀闷为主。根据胃黏膜的病理变化，慢性胃炎可分为浅表性胃炎、萎缩性胃炎、肥厚性胃炎三种类型。

● 操作方法

❶ 除灸治外，再加上指压或按摩，对胃病更有效。肝俞穴位于背部第九胸椎棘突下方外侧 1.5 寸处。

❷ 脾俞穴则在肝俞下面，位于第十一胸椎棘突起下方外侧 1.5 寸之处。胃俞穴在其下方，第十二胸椎棘突起下方外侧 1.5 寸之处。

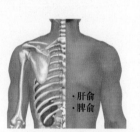

❸ 首先，用手掌由上向下按压这三个穴位所在的背骨两侧，然后用拇指指腹按压并以画圆方式指压。

❹ 背部的三个穴位，主要以胸椎棘突的位置来辨认，不过，最显而易见的是第七胸椎棘突，在左右肩胛骨下端连成的直线上。用手指触摸，由此向下第二个突起即是第九胸椎棘突起。接着按压腹部穴道。巨阙在腹部心窝中央，距胸骨下端 2 寸之处。

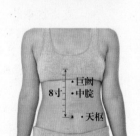

❺ 中脘穴在腹部中心线上，心窝和肚脐的正中央。

❻ 天枢穴则位于肚脐带，距肚脐 2 寸的地方。用四指指压这些穴位，不需太用力，以自己感觉舒服为准。

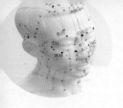

第三节 胃下垂

正常胃的位置大部分在左季肋下，小部分在右上腹部。但随着食物的充盈和体位的改变，胃的位置也随之而改变。胃下垂是由于腹腔内脂肪薄弱，腹壁肌肉松弛，导致胃低于正常位置，站立时胃的下缘到达盆腔，胃小弯最低点降到髂嵴连线以下，属胃无力症。胃下垂患者多为瘦长体形，上腹部凹陷成为"船状形"，下腹部突隆，并有慢性腹痛史。进食后，胃脘部有坠胀痛，自觉胃脘下垂或有肠鸣音。偶见腹泻、便秘或腹泻、便秘交替出现。便形扁短或棱形，或伴有头晕、乏力、心悸、失眠等。

●操作方法

百会升提法

每天用手指头在百会穴上旋转按摩30~50下，可以帮助提升中气，固护阳气，将胃慢慢地托起，为身体提供充足的营养。在按摩的时候，可以闭上眼睛，慢慢地感觉，随着按摩的时间加长，会感到头顶处微微发胀。待按摩结束之后，睁开眼睛，会感到眼睛明亮了很多。这是因为肝开窍于目，按摩百会有助于帮助肝经的气血上行滋养眼睛。

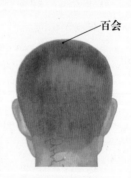

百会

托胃法

托胃法即右手（除拇指外）的四个指头并拢放置胃下垂底部的最下缘，以手指螺纹面着力由下而上地往上托提，将下垂的胃部复回原位（3~5分钟），然后用摩法在腹部从下到上以逆时针方向治疗。如胃下垂严重者可用布带托胃法：即在患者仰卧位的情况下，按摩者将下垂的胃升提到原位后，用两指左右宽、长约1.5米的布带环腰扎紧，持续1个月左右。

第四节　胃溃疡

胃溃疡，常常由于饮食失节、过食肥甘辛辣的食物，以致燥热内生，灼伤胃津，胃气升降不利，不通而痛。此外，心理方面的原因如心理失调、忧思郁怒等不良情绪，会导致肝脏疏泄功能失调、气机逆乱、横窜犯胃而使胃发生疼痛。

胃溃疡的症状主要有上腹部疼痛，位于剑突（心窝）下或上腹部中线周围，呈烧灼性、啮咬性或饥饿性钝痛、胀痛或隐痛。但有时也仅局限于胸腔下部，疼痛发生后会持续半小时到3小时。一阵阵的疼痛时发时消，经过历时数周的间歇性疼痛后，会出现一段短暂的无痛期。

●操作方法

❶ 患者取仰卧位，在放松、呼吸均匀的情况下，按摩者右手掌放在左胸部由内向外，由上而下，使用擦法按摩3~5分钟，以胸肋部发热为宜，之后按揉内关、中脘、足三里等穴位。俯卧位，自上而下叠掌按揉两侧膀胱经，并点按揉脾俞、胃俞及胃脘痛处相对应的夹脊穴；之后，自上而下推脊4~5次，并拿揉肩井以调和气血3~5分钟。足三里乃胃之下合穴，"合治内腑"，可疏调胃腑，和胃止痛；中脘属于任脉，为胃之募穴，腑之所会，可调理气机，通则不痛；内关则可宽胸解郁，行气止痛；加上脾俞、胃俞穴，可通过益气养阴，缓急止痛。

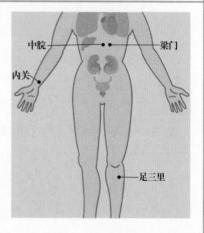

❷ 每天早晨还没起床的时候，在梁门穴上按揉3~5分钟，这对于巩固胃的功能有很好的作用。

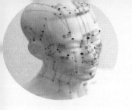

第五节　胃痉挛

胃痉挛就是胃部肌肉抽搐，主要表现为上腹痛、呕吐等。胃痉挛的原因较多，胃病本身，如溃疡、胃炎、胆汁反流，饮食因素，受寒等。胃痉挛本身是一种症状，不是疾病。

● 操作方法

❶ 梁丘穴有一个最大的作用就是治疗胃痉挛。梁丘穴在大腿前面膝盖附近，屈膝的时候，膝盖上面有一块鼓起的地方，骨头横亘在中间就如同一道梁。

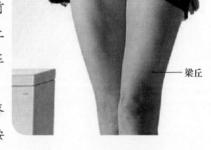

梁丘

❷ 胃痉挛导致腹部急剧疼痛的时候，要赶紧坐下来用力按摩梁丘穴，每次压20秒，停下来休息5秒，再继续施压。这样重复几次，疼痛就会消失。

❸ 中脘穴对于健脾养胃、调和气血、整个人体气血的宣通有着重要的作用，可以治疗胃痉挛、胃及十二指肠溃疡以及胃下垂等胃部疾患。把双手重叠在一起，按压在中脘穴上，然后沿着顺时针或逆时针方向揉动3~5分钟。手掌始终紧贴着皮肤，带着皮下的脂肪、肌肉等组织做小范围的环旋运动。

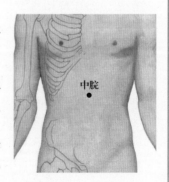

中脘

第六节　肝硬化

肝硬化是指肝细胞变性、坏死、再生，纤维组织增生及纤维隔形成，终使肝小叶结构破坏及假小叶形成，而致肝脏表面呈结节状，质地变硬，属中医的"鼓胀""癥积"范畴，治疗颇难。肝硬化多由慢性肝炎迁延日久转化而成，多因肝、脾、肾三脏受病而导致"气滞、血瘀、水蓄、蛊毒"所致。肝郁脾虚，脉络瘀阻，诸因互累，鼓胀由起矣。

肝硬化以20~50岁男性多见，按病因分类，可分为肝炎后肝硬化、血吸虫病肝硬化、酒精性肝硬化、胆汁性肝硬化、循环障碍性肝硬化、代谢障碍性肝硬化以及原因不明的肝硬化等。

肝硬化临床上分为早期（即肝功能代偿期）和晚期（即肝功能失代偿期）。早期，临床症状不明显，往往仅表现为轻度的消化不良、食欲下降、便溏、乏力、恶心、呕吐、上腹部不适或隐痛；体征主要为肝大，难与慢性肝炎或原因不明的肝大相区别。后期主要表现为腹水、静脉曲张（胃与食管、腹壁、脐周、痔静脉）、脾大、肝脏缩小坚硬等。此外，尚可有面色萎黄，面、颊、上胸、两肩及上肢出现蜘蛛痣，或毛细血管扩张、手掌发红（称为"肝掌"）、贫血及出血倾向、营养缺乏、内分泌系统失调等表现。

●操作方法

取三阴交、水分、中脘、期门、足三里穴，每次选2~3个穴，在距皮肤2~3厘米处施灸，患者感觉灼烫时另换一炷，每穴灸3~5炷，每日1次，10次为一个疗程，通常需要治疗3个疗程。

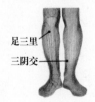

足三里
三阴交

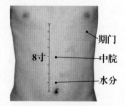

8寸
期门
中脘
水分

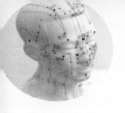

第七节 肝 炎

　　肝炎是肝脏受到损害而引起的炎症，多是病毒感染，或因长期服用某种药物而导致，可以分为病毒性肝炎和药物性肝炎。病毒性肝炎是肝炎病毒（包括甲型、乙型、丙型、丁型等）引起的全身性传染病，临床上主要表现为全身乏力、不思饮食、腹胀、恶心、呕吐、失眠、肌肉关节疼痛等，长久不能消除，有短期发热，部分患者出现黄疸（眼睛黄、皮肤黄、小便黄为主症），肝区疼痛难忍，肝功能检查异常；当急性肝炎不能恢复，甚至日久不愈，便转化为慢性肝炎。慢性肝炎根据病程可分为慢性持续性肝炎和慢性活动性肝炎。慢性持续性肝炎病程长，病情相对轻，预后一般较好；慢性活动性肝炎则症状严重，长期食欲减退、恶心、上腹部不适、胀痛，大便稀薄，全身疲乏无力，伴有持续性低热，关节疼痛，肝、脾脏肿大，女性病人常常引起闭经。中医认为，本病属于"肝郁气滞""肝脾不和"的范畴，多与情志不舒、饮食不节或外邪侵袭，导致脏腑功能失调有关。

●操作方法

　　❶ 针刺法，取肝、胆、脾、三焦、内分泌、肾上腺、皮质下、耳中穴；如果伴有肝区疼痛加肝炎点、神门、交感穴。用毫针刺，中刺激，每次留针30分钟，每日1次，10次为一个疗程。

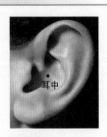

耳中

　　❷ 贴压法，中刺激，每次选5~7穴，用王不留行压贴在相应的穴位上，每天按压3~5次，每次3~5分钟，5日换药1次，两耳轮流交替。

　　❸ 放血法，急性期用三棱针在耳尖点刺放血，出血5~8滴，3日1次。

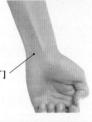

神门

第八节　胆囊炎

胆囊炎是因为肝经气血运行不畅，导致湿热郁积在胆囊。胆囊炎分急性和慢性两种。急性胆囊炎发病与胆汁瘀滞和细菌感染密切相关。主要致病菌为大肠杆菌（占60%~70%）、克雷伯菌、厌氧杆菌等革兰阴性菌，多由肠道经胆总管逆行进入胆囊，少数经门静脉系统至肝，再随胆汁流入胆囊。慢性胆囊炎一部分为急性胆囊炎迁延而成，但多数既往并无急性发作史。70%的病人伴有结石。由于胆石刺激，加上在长期慢性炎症的基础上，有过反复多次的急性发作，可使胆囊萎缩或囊壁纤维组织增生肥厚，终致囊腔缩小、功能丧失。如果胆囊管为结石、炎性粘连或瘢痕完全阻塞，胆汁无法流进胆囊，而胆囊内原有的胆汁因胆色素逐渐被吸收，黏膜仍不断分泌无色水样黏液（白胆汁），即可形成胆囊积水；当继发感染，则演变为胆囊积脓。

胆囊炎典型的症状是右肋骨边缘中间的地方或者右上腹疼痛，一般是闷胀疼痛，严重的会向右肩部放射，在吃了过多油腻的东西或者心情不好的时候加重。

●操作方法

❶ 当慢性胆囊炎发作时，用力按揉大鱼际穴的右上部200下，两手都要按。平时也坚持一天按两次，每只手各按100~200下，能预防胆囊炎发作。

❷ 揉按腕骨、劳宫、合谷、后溪、中魁等穴位，同时按摩止痛点。

❸ 按摩肝、胆、胃、胰、十二指肠、腹腔神经丛、肾、膀胱、输尿管、上下身淋巴结、头颈淋巴结等反射区，尤其是胆、胃、胰、腹腔神经丛反射区。

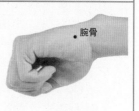
腕骨

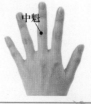
中魁

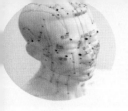

第九节 呃 逆

呃逆即打嗝，打嗝是膈肌痉挛引起的一种临床表现，所谓膈肌痉挛就是由于各种原因引起的膈肌不自主、间歇地收缩运动。

很多人都有过打嗝的经历。吃完饭后偶尔打一两个嗝是正常的。但是，如果连续不断地打嗝，那肯定不是正常现象。虽然不是病理反应，也会严重影响生活和工作。

●操作方法

❶ 治疗打嗝，按压眉头上的攒竹穴是较好的方法。攒竹穴非常好找，就在两边眉毛起始的部位。

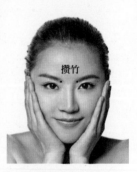

❷ 打嗝的时候，用双手拇指按压双侧眉头，大力按压几秒钟，再松开，然后再按压，再松开，这样反复几次，打嗝就会停止，比起喝凉水等办法来说，更加健康，也更加方便。

❸ 在突然打嗝时，可以深吸一口气，屏住呼吸，同时用手指尖大力按压中魁、翳风或攒竹穴，一般5分钟内就可以止住打嗝。中魁穴在手背中指第二关节上，可以用另一只手揉，也可以顶在桌子上反复揉。

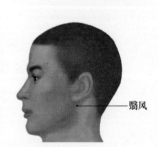

❹ 如果是饭后突然打嗝，那么按揉太渊和乳中穴效果较好，一般按揉5分钟左右就能止住。

❺ 如果是长期打嗝，坚持每天按揉太溪穴3次，每次300下。

❻ 还可以在胸背膈部、手臂内关穴和脚上的太溪穴刮痧。每处5分钟，每周刮3次。如果经常打嗝，用各种方法都不见效，就取一点儿麝香撒在肚脐上，外面用纱布和胶布固定，3~5分钟打嗝就能停止。

第十节　腹　泻

腹泻就是平时说的拉肚子，包括大便次数增多和粪便稀薄、粘有黏液或脓血。有时候拉肚子也不一定是坏事，因为它是人体把寒气、湿气等不好的东西向身体外面排的表现，所以拉肚子不能单纯吃止泻药，拉肚子止住了，却把邪气留在了体内。应该找到拉肚子的原因，帮人体把这个原因解决掉，拉肚子自然就好了。

●操作方法

❶ 有些人腹泻不是很严重，按揉手背中央的腹泻点200下，就能缓解。如果在有腹泻征兆时按揉，效果会更好。

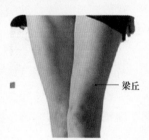

梁丘

❷ 梁丘穴有清热消积、和胃降逆的功效，因此在临床中常被用于治疗腹泻。梁丘穴在人体的膝盖骨附近，膝髌上外缘2寸处。找穴时将膝盖伸展，筋肉凸出的凹陷处即是该穴，用力压一下，会有一种震动感。

❸ 梁丘穴是人体足阳明胃经上的重要穴道之一，具有调整胃肠的功能，尤其能够及时缓解一些突发性疾病，比如胃痉挛、腹泻等。因此，当有一点儿腹泻的苗头，如肚子痛、便稀时，就可以按摩该穴：将双手拇指置于梁丘穴上，重力按揉3~5分钟，腹泻症状就可以缓解。

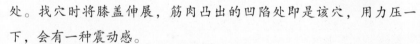

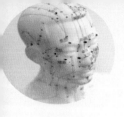

第十一节 便 秘

人体排便靠的是大肠蠕动，一旦大肠因实火、气虚等原因蠕动减慢，就会引起便秘。排便次数和粪便状态虽因人而异，但是，当次数比平日少，粪便干硬不易排出时通常称为"便秘"。慢性便秘时，常常会出现排便次数减少，每次排便粪便都很硬，或一次只排出一点的状况，因而产生排便不全的残余感，或是腹胀、腹痛。此种状态如果一直持续，肠内就会发生异常发酵，积存气体产生压迫感，导致食欲下降、反胃、恶心和头痛等症状。便秘时会产生腹部硬块，或是肛门破裂，容易造成痔疮，偶尔也可能有全身疲倦或失眠的现象。

导致便秘的原因很多。紧张引起的肠管痉挛、内分泌失调或其他的内脏疾病，都可能产生便秘，但大多是因某些原因，使肠管蠕动缓慢所致的习惯性便秘。

● 操作方法

先在腹部天枢、腹结和关元穴附近刮痧，然后在背部相对应的大肠俞、小肠俞和次髎穴附近刮痧，最后刮脚上的公孙穴，每个部位刮5分钟。

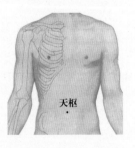

天枢

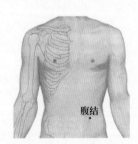

腹结

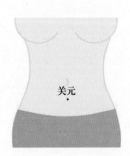

关元

第十二节 食欲下降

　　食欲下降多由于心理因素所致，经常遇到烦心事，就会使肝气受害，气不顺，则胃食不下，新食不纳，时间一长，自然气血生化无源，肌肤失养则面色萎黄，无血荣于面则无光无华，形容枯槁。食欲不振患者的腹痛轻重不一，但大多数为钝痛，无节律性与周期性，和溃疡病不同。此外，食欲不振还可有头晕、头痛、失眠、心悸、胸闷、注意力不集中、记忆力减退等表现。

●操作方法一

　　食欲下降的按摩治疗当以疏肝行气、开胃健脾为主，手法宜使用泻法。让患者采取俯卧位，按摩者掌推背部，平肝理气，揉背部调节气机，而后拿双侧大小腿，后取中脘穴，以拇指指腹按摩3~5分钟，向头面部方向用力，动作宜轻柔；接下来取肝俞、胃俞二穴，以拇指指腹按揉3~5分钟，肝俞向头部方向用力，胃俞向足部方向用力。

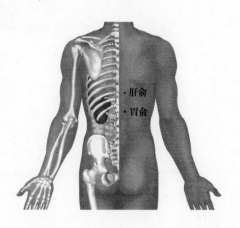

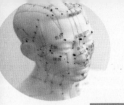

● 操作方法二

　　中脘属任脉，乃胃之募穴，解剖位置位于胃体中部，具有和胃健脾、降逆利水的功效；肝俞属足太阳膀胱经，具有疏肝行气的功效，肝与胃是邻居，中医认为肝属木，脾胃属土，按照五行相克的理论，木是克土的，只有肝气通达，才能与胃和谐相处；胃俞也属足太阳膀胱经，与肝俞配伍属于同名经取穴，与中脘配伍属于前后配穴，三穴合并，如同铁三角一般呵护胃气，促进胃肠正常蠕动。

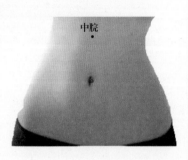

中脘

● 操作方法三

　　采取手部按摩时，可以揉按合谷、二间、阳溪、少府、中魁、中泉等穴位，能够起到健脾和增强食欲的作用。

　　另外，还可以揉按脾、胃、胰、肝、腹腔神经丛、大脑、十二指肠、垂体、肾、肾上腺、膀胱、输尿管等反射区，尤其是胃、胰、十二指肠、腹腔神经丛反射区。

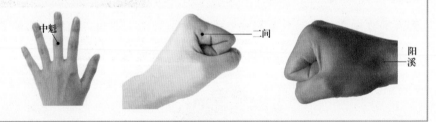

中魁　　　　　　二间　　　　　　阳溪

养生建议

　　❶ 手部按摩能缓解交感神经紧张，舒缓身心，对本病有极佳的疗效，但需有恒心。

　　❷ 平常生活中，应注意缓解精神压力，积极参加体育锻炼，保持良好的心态；饮食宜细软，多吃易消化及富含纤维素类的食物，忌食油腻肥厚及辛辣刺激食物。

第十三节 腹　胀

　　腹胀是中医的一个病症名称，常常是我们主观上的一种感觉，感到腹部一部分或全部胀满，这多是胃肠胀气的表现，尤其好发于中老年人，这是因为中老年人随着年龄的增加，阳气由强盛状态逐渐走向衰弱，使得气滞不行，并在腹部积聚，从而转为腹胀。

● 操作方法一

　　❶ 患者平躺，按摩者双手搓热，右手掌根贴于腹部，左手按在右手手背上协同用力，以脐周（肚脐中央为神阙穴）为圆心，逐渐向外扩展，逆时针按揉5分钟，直到肚皮感觉到微微发热。操作过程中，应当注意的是按摩手法的补泻原则——顺时针旋转为补，逆时针旋转为泻。

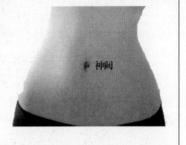

　　❷ 通过神阙穴调理任脉一身之阴气，可使体内阴阳有常，气机得司。并且神阙穴周围分布有重要的调节脏腑功能的经络和穴位，且与胃肠在空间上互为表里。通过手法对以上穴位进行按摩，能有效调节胃肠功能，使胃肠气机不再横冲直撞，腑气升降有序，得以疏通顺畅。

● 操作方法二

　　患者平躺，按摩者用手掌大范围轻轻摩擦腹部5~6次。然后，用四指慢慢按压心窝中央、胸骨下端以下2寸处的巨阙穴。中脘和天枢穴也同样按压。如此可平息轻微的胸口郁闷症状。中脘穴位于腹部中心线上、心窝和肚脐2寸的外侧。

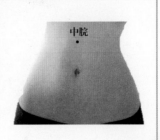

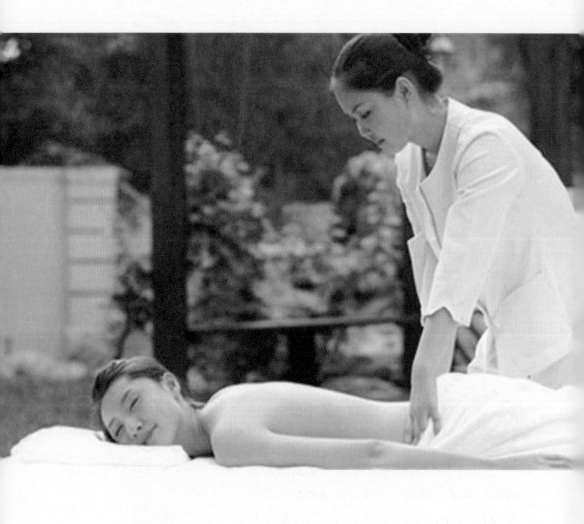

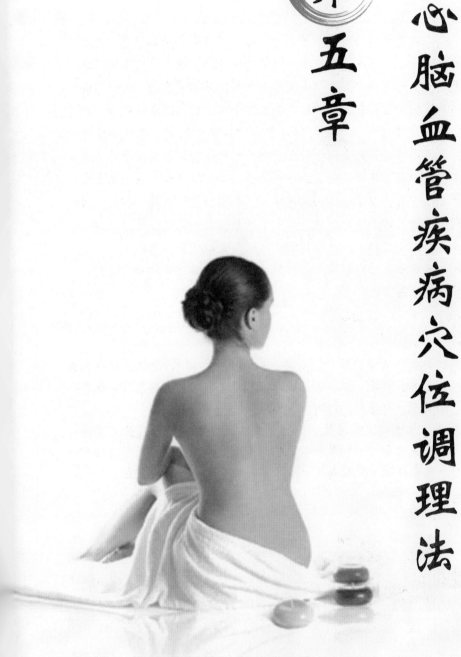

第五章　心脑血管疾病穴位调理法

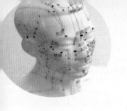

第一节　心脏病

心脏病是多种心脏疾病的总称，包括风湿性心脏病、先天性心脏病、高血压心脏病、冠状动脉粥样硬化性心脏病、心肌炎等。心血管疾病是我国人口死亡的主要原因之一。随着人口的老龄化，心脏疾病发病的低龄化，越来越多的人感受到了它对健康的威胁。

临床实践表明，手部按摩是预防和治疗心脏病的有效辅助方法。如风湿性心脏病患者出现心功能不全时，按摩手部穴位可以改善四肢末端的血液循环状态，加强心脏功能；肺源性心脏病患者出现严重水肿时，按摩基本反射区就可以利尿消肿，改善心功能；冠心病患者长期按摩手部穴位，有利于改善心肌的缺氧、缺血状态，减少或防止心绞痛、心肌梗死的发生。但是，需要强调的是，对于任何心脏疾病，手部按摩只是辅助方法，而不是主要的治疗手段，更不是治愈的方法。

●操作方法

按揉内关、大陵、神门、少海、曲泽等穴，每穴100次；按揉或推按肾、输尿管、膀胱、肺、心、胸部淋巴结、胸腔呼吸器官区、胸椎、心点、胸痛点、心悸点、心肺穴各200~300次。

要是仅仅有心慌的感觉，而无明显心脏病迹象，只需重点按揉心反射区及内关穴即可。如果是心脏病患者自己做手部按摩，不要选穴过多。坚持每天按摩一次或隔天一次即可，按摩时手法不要太重。

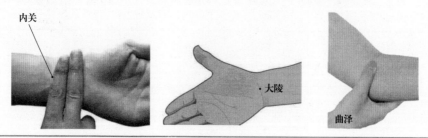

内关

·大陵

曲泽

附：冠心病

冠心病是中老年人的一种常见病，是冠状动脉粥样硬化性心脏病的简称。它是由于脂肪物质的沉积，导致冠状动脉管腔变窄或梗死，影响冠状动脉的血液循环，使心肌缺血、缺氧而造成的高血压、高血脂、内分泌疾病，生气、劳累、紧张、失眠、过饥过饱、气候变化等，均可诱发本病，此外也与遗传有关。临床上冠心病主要表现为心绞痛、心律失常、心力衰竭，严重时发生急性心肌梗死或突然死亡（猝死）。

●操作方法

❶ 以一手拇指指腹紧按另一前臂内侧的内关穴位（手腕横纹上3指处，两筋间），先向下按，再做按揉，两手交替进行。对心动过速者，手法由轻渐重，同时可配合震颤及轻揉；对心动过缓者，用强刺激手法。平时则可按住穴位，左右旋转各10次，然后紧压1分钟。

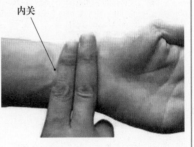

内关

❷ 按压内关穴对减轻胸闷、心前区不适和调整心律有帮助，摸胸和拍心对于消除胸闷、胸痛有一定效果。

❸ 另外，做两腿下蹲运动，每次5~10分钟，可以调动全身经脉；增加腹式呼吸的次数，可降低交感神经兴奋性，减少收缩血管物质的产生，对改善冠状动脉的血液供应和促进侧支循环有重要的作用。

❹ 当突发心律不齐时，拇指、食指同时从手掌的正、反两面按住劳宫穴，用力向下压，左右手交替进行，各60~80次，有助于心律恢复正常。

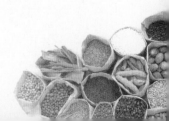

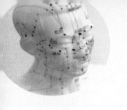

第二节　脑出血

脑出血又称"脑溢血"，是脑的动脉破裂，脑内的某一处发生出血的现象。这是一种威胁生命的病，死亡率很高。脑出血常见于中老年人，主要是由高血压引起的。另外，饮酒过多、不注意健康及动脉硬化的人也会引起脑出血。

●操作方法

❶ 能够帮助脑出血患者康复的穴位主要是眼点、颈根、肩井、涌泉穴等。嘱患者缓缓地吐气，轻轻地按压这些穴位，眼点处反复做5次，颈根、肩井、涌泉穴处各做10次。若能每日通过穴位辅助治疗，则脑出血的康复会很快。

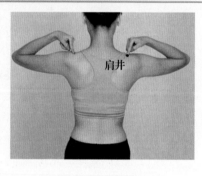

肩井

❷ 脑出血患者恢复期的饮食应予以清淡、低脂、适量蛋白质、高维生素、高纤维的食物，少食多餐，不可食用动物内脏、动物油类，每日食盐量不超过5克，多吃蔬菜、水果。尤其应多吃茄子，因为茄子中富含维生素P和钾，维生素P对微血管有保护作用，能增加微血管韧性和弹性；钾则帮助平衡血压，防治高血压，缺钾则易引起脑血管破裂。

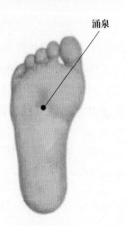

涌泉

第三节 血管硬化

随着年龄的增长，人体的血管不断地在发生退行性改变，不加以注意，就有发展为血管硬化的趋势，因此，血管硬化不是病，而是人体慢慢变老的一种表现。血管发生退行性改变可导致血管脆性增强，致使血管破裂。如若血管腔隙狭窄，产生供血障碍，将有可能形成脑出血、脑梗死、冠心病、高血压等疾病。因此，保护血管弹性应引起人们足够的重视。

从经络医学的角度来讲，只要对自身的经络进行精心的调养，老化的血管是可以恢复弹性的。敲肝经就是预防血管硬化的较好方法。因为肝主筋，血管是筋脉的一种，所以肝经软化血管的作用毋庸置疑。

●操作方法

❶ 可以通过按摩足三里、丰隆、内关、人迎、风池等穴位预防血管硬化，达到通调心脉、活血化瘀、疏通经络的作用。

❷ 限制烟酒，减少其对血管的损坏，帮助血管恢复弹性。

❸ 定期测量血压，检查动脉和血脂状况，对于有高血压、高血脂倾向的人群，应给予相应的治疗。

❹ 经常锻炼，适当运动，如行走、跑步、做操、舞剑、练太极拳等，对改善血管弹性的状态，恢复血管弹性有很大的帮助。

❺ 保持心情舒畅。饮食应以清淡为宜，即低脂、低盐的饮食。

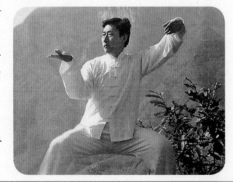

❻ 加强血管弹性检测，观察血管弹性的变化，做好预防。

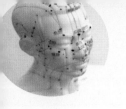

第四节 低血压

刚吃饱就想睡、刚睡醒就觉得累、心慌、手脚冰冷……自我诊断既没发热又不是低血糖，量血压，低了。原来这些都是血压低惹的祸。

低血压是指成年人血压长期低于90/60毫米汞柱*的情况，中医认为低血压是脾肾阳气亏损所致，多见于脾胃虚弱者、脑力劳动者，或脆弱的老年心脏病患者，因此在治疗上应注重温脾肾，升阳气。

● 操作方法

① 用拇指轻揉患者两足，对在按摩中疼痛明显的区域继续按揉5分钟。坚持每日按摩。

② 每日揉压患者足掌3~4次，每次15分钟左右。尤其是对涌泉穴，须用拇指朝脚后跟的方向揉压10~15分钟。

③ 用拇、食指揉搓患者两大脚趾、第三趾各5分钟，再上下摩擦脚掌5分钟，然后揉压足心5分钟，每日2次。

④ 按摩者利用自己的足跟、足底前部跖趾处对患者足跟施以节律性的压踩10~20分钟，每日1次。

⑤ 患者在接受以上治疗的同时，还可以用空可乐瓶或拳头轻轻敲打足底15~20分钟，每日1次；用发卡刺激足跟15~20分钟，每日2次；旋转足踝15~20分钟，每日2次。

⑥ 加强血管弹性检测，观察血管弹性的变化，做好预防。

适宜食物：
猪肝、鸡蛋黄、牛奶、鱼肉。
忌吃食物：
① 忌食生冷及寒凉、破气食物，如菠菜、萝卜、芹菜、冷饮等。
② 不要吃玉米等降血压食物。

*1毫米汞柱≈0.133千帕。

第五节 高血压

高血压是一种世界性的常见疾病，各国的患病率为10%~20％，并可导致脑血管、心脏、肾脏的病变，是危害人类健康的主要疾病。其实，高血压最可怕的是它带来的隐患，比如，心、脑、肾容易受到波及，当然危害性最大的还是心脑血管病了。所以，患了高血压之后，最重要的是从日常生活入手，防止疾病的进一步发展，控制好血压。

高血压一般分肝阳上亢和肝肾阴虚两种证型。肝阳上亢的人经常脸色发红，脾气也相对比较暴躁，特别容易着急，这种人血压的波动比较大。肝肾阴虚的人经常会觉得口渴、腰酸腿软、头晕耳鸣等，一般血压波动不大。

●操作方法

❶ 人体自身快速降血压的三个关键穴位——太冲、太溪和曲池穴。

❷ 太冲穴可以疏肝理气，平肝降逆，不让肝气升发太过；太溪穴补肾阴就是给肝木浇水；大肠经上的曲池穴可以扑灭火气，降压效果较好。坚持每天按揉这3个穴位3~5分钟，每次不低于200下。

❸ 中药泡脚：取钩藤30克剪碎，放到锅里小火煮10分钟以后关火，稍微凉一点的时候加一点冰片，然后泡脚20分钟。长期坚持，会有明显的降血压作用。

❹ 高血压患者一定要戒掉一切寒凉的食物，多吃补肾、补肝的食物。平时保持心情舒畅、豁达。

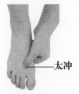
太冲

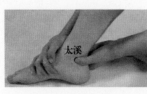
太溪

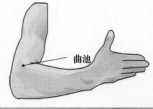
曲池

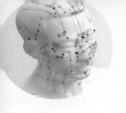

第六节 阿尔茨海默病

　　阿尔茨海默病（俗称"老年痴呆症"），是老年人大脑功能失调的一种表现，最初表现为记忆力和计算能力衰退，随着病情的发展，患者会出现人格异常，变得自私、冷漠，甚至会丧失自尊、道德感和责任感，直到完全失去工作和生活能力。所以，预防老年痴呆症就显得尤为重要了。

●操作方法

　　❶ 以双手搓脸、用手指梳头、用巴掌拍后颈及轻摩前额等。每次以指代梳梳头32下，可降低患老年痴呆症的风险。

　　❷ 五官按摩则主要是利用双手的拇指或食指，挤压或点按迎香等穴位，促进面部血液的循环，刺激脑神经。

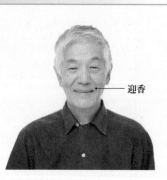

迎香

　　❸ 腧穴点按主要是刺激全身的数个大穴，包括：百会、太阳、内关、合谷、足三里、三阴交及涌泉等穴位。

　　❹ 老年人也可以通过一些轻柔和缓的运动，如散步、慢跑、练太极拳等方式来延缓大脑衰老及防止患上老年痴呆症。

　　❺ 应适量多吃含不饱和脂肪酸及微量元素的食物，如核桃、芝麻、松子、瓜子、杏仁等，这些食物能够延缓人体器官的老化速度，同时也含有大量人体需要的营养，有助于预防老年痴呆症。

第七节 心肌炎

心肌炎分感染性和非感染性，不能说都是病毒导致的。若抢救不及时，就会危及生命。这时，只要快速按摩心俞穴，就可起到缓解病情的良好疗效。

● 操作方法

❶ 心俞穴是膀胱经上的重要穴位，主治心肌炎、冠心病引起的心绞痛、心内膜炎、心包积液、心包炎、胸痛等疾病。因此，患心肌炎时按摩此穴是对症施治的。

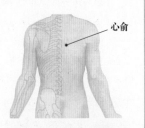

心俞

❷ 患者脱掉上衣，卧在平板床上，双下肢并拢，双上肢放入肩平横线上。按摩者或家属用双手拇指直接点压心俞穴，患者自觉局部有酸、麻、胀感觉时，按摩者开始以顺时针方向按摩，坚持每分钟按摩80次，坚持每日按摩2~3次，一般按摩5次左右，可起到明显的疗效，再按摩2~3天可起到治疗效果。

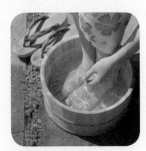

❸ 在治疗期间，患者应杜绝烟酒及任何辛辣刺激性食物，可以多吃些新鲜蔬菜、水果及豆制品和海产品。另外，坚持每晚用热水泡脚25分钟，可促进身体早日康复。

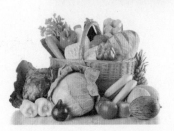

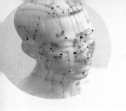

第八节　心包积液

敲心包经可以预防和治疗心脏方面的疾病，尤其是对于治疗心包积液有奇效。

●操作方法

❶ 敲心包经有助于去掉心包的积液，同样道理，敲肺经有助于去掉肺的积液，治疗肺气肿；敲肝经有助于去掉肝脏的积液，治疗肝腹水。用敲经络的方法辅助清除脏腑的积液，效果非常明显。

❷ 敲经络是通过疏通人体各脏腑的通道来治疗疾病，没有任何副作用，不会损害肝肾，既是养生保健，又是治疗，一举多得。

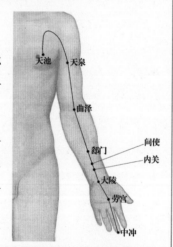

天池　天泉
曲泽
郄门　间使
　　　内关
大陵
劳宫
中冲

养生建议

❶ 控制体重。

❷ 戒烟。吸烟是造成心绞痛发作和突然死亡的重要原因。

❸ 戒酒。美国科学家的一项实验证实酒精对心脏具有毒害作用。

第九节 静脉曲张

静脉曲张，俗称"浮脚筋"，是静脉系统常见的疾病。它主要是由于长期久坐或久立造成的，血液蓄积下肢，在日积月累的情况下破坏静脉瓣膜而产生静脉压过高，造成静脉曲张。像教师、外科医师、护士、发型师、售货员、厨师、餐厅服务员等需长时间站立的职业都是静脉曲张的高危人群。

中医认为，静脉曲张是长期血液淤积堵塞膀胱经造成的，因此，在治疗时应循序渐进，一点一点把经络打通才能最终把病治好。

●操作方法

❶ 在人体经络系统中，治疗静脉曲张的首选穴位非承山和涌泉穴莫属。

❷ 要治疗静脉曲张就要每天坚持点揉两侧承山穴，没有四季和具体时间的限制，但是一定要坚持，欲速则不达，所以首先要打消追求速效的念头。

❸ 涌泉穴在人的足底，按揉时一定要握拳，用指间关节点，这样才有力量。

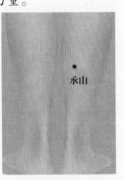
承山

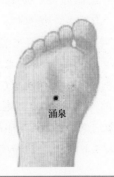
涌泉

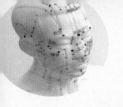

其他治疗法

① 中医治疗：依据"气行则血行"的中医理论，结合理气、散寒、清热、祛湿、补血、平潜、活血化瘀等辨证施治系列组方，通过调整机体功能，消除血栓形成的因素，防止产生新的血栓，这样，患肢血管就可以进行正常的代谢，从而使疾病消除。

② 外科抽除手术：在腹股沟做切口，切断结扎或抽出大隐静脉，静脉曲张的常见治疗需要半身或全身止痛，需住院2~3天。若静脉曲张严重时，可能需要数个小伤口，一段段地抽除曲张静脉。治疗完整但有皮下瘀青及伤口较疼痛的缺点。

③ 活血化瘀疗法：中成药可用脉管炎片、血府逐瘀口服液治疗。汤药可用桃仁10克、红花6克、川芎10克、当归10克、赤芍10克、生地黄10克、熟地黄10克、丹参15克、王不留行10克、益母草10克、元胡10克、茯苓12克、泽泻15克。有溃疡者，加金银花15克、连翘10克、土茯苓20克、紫花地丁15克、蒲公英15克。水煎服。

④ 外治法：取云南白药适量，根据静脉曲张局部大小而定。用白酒调成糊状，敷在患处，用塑料布敷盖，胶布固定，每24小时更换1次，至局部肤色恢复正常，静脉隐退为止。对早期的静脉曲张十分有效。

养生建议

① 每天用热水泡脚20分钟，然后点按两侧涌泉穴，每穴3分钟，以有胀痛感为度；然后趴在床上，让家人从脚踝开始沿着小腿后面往上推，要有一定的力度，要用掌根，使患者感到一种酸胀感，单方向反复做15次；最后再点按双侧承山穴3分钟。

② 走路、游泳、骑自行车等较缓和的运动，除能改善血液循环外，还能降低新的静脉曲张发生的速率。在饮食方面，应多吃高纤维素、低脂饮食及加强维生素C、维生素E的补充。

③ 在日常生活方面，则应控制体重，避免服用避孕药，避免穿过紧的衣服及高跟鞋、跷二郎腿及久坐、久站。晚上睡觉的时候一定要把脚垫高大约10厘米，这样有利于血液的回流。

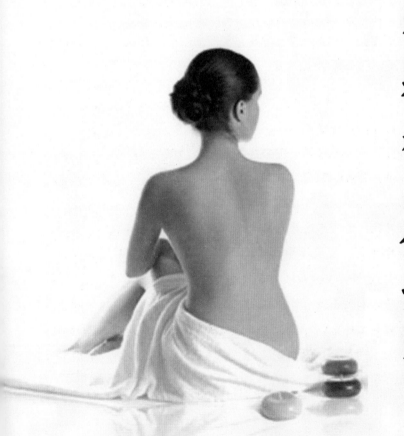

第六章

泌尿肛肠科疾病穴位调理法

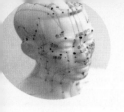

第一节 遗 尿

遗尿，是指小便不能控制而自行排出的一种疾病，或是指小便前后，部分小便失去控制，遗留残尿于裤中。主要由于脬气未固、脾肺气虚、下焦虚寒、肝失疏泄所致。遗尿的根本原因就是肾气不够充足，水不能化为"气"，所以只好从膀胱"破门而出"。遗尿，不少人幼时都有体会，但成年后如果还有这种事出现，就要当心了。《黄帝内经》中说，"膀胱者，州督之官，津液藏焉，气化则能出也"，也就是说，尿液是在膀胱里储存的，膀胱经出问题了，也就是现代医学所说的括约肌松弛了，就会导致遗尿。

●操作方法一

中医认为，膀胱和肾互为表里，膀胱有问题必须同时考虑肾，这样才能祛除病根。要消除遗尿，一定补充肾气。选穴时一定要标本兼顾，建议用三个穴位：肾俞、肺俞、中极穴。中极穴是膀胱经的募穴，是膀胱之气在胸腹部集中的穴位，直接对应膀胱，是治疗遗尿的特效穴位。每

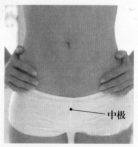

中极

天用手指按揉中极穴，每次按揉1分钟，晚上睡觉前必须做一次较长时间的按揉，至少5分钟，在按揉之前最好先艾灸5分钟。

中医讲"肺为水之上源，肾为水之下源"，就是说肺是水在人体上面的源头。选肺俞穴补充肺功能，就能够加强肺主气的功能和肃降的作用，从而增强对水的控制。每天晚上睡觉前和早起按揉5分钟。肾俞穴就不用多说了，每天早晚同样按揉5分钟。

● 操作方法二

❶ 患者仰卧，将两腿外展，按摩者左手拇指点揉患者右腿足三里穴，右手拇指点揉左腿三阴交后，用左手大小鱼际擦患者右大腿内侧三阴经，往返100次，同法施于对侧。擦时患者小腹部和尿道内有热流感。

❷ 患者俯卧，按摩者用双手拇指分别点擦、揉压膀胱俞、肾俞穴。如脾肺气虚者加脾俞、肺俞穴。治疗期间嘱患者忌食生冷，睡前两小时不要饮水。每日1次，10次为一个疗程，一个疗程后遗尿或消失或好转，遗尿次数减少。

❸ 采取拔罐疗法也很好。

拔罐部位：

（1）背部：肾俞、膀胱俞、命门、志室穴。

（2）腹部：关元、中极穴。

（3）下肢部：阴陵泉、三阴交穴。

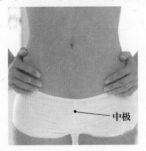

中极

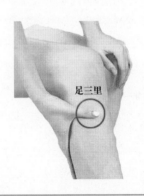

足三里

养生建议

❶ 猪尿泡煮米饭。将猪尿泡用温水洗净，装入适量白米（以一次全部吃完为准），用白线封好口，放入锅内煮熟或蒸熟。不要加任何佐料，也不要加菜，一次将猪尿泡及米饭吃下。每日1次，一般吃3~4次即可治愈。

❷ 千穗谷熬粥。用千穗谷两羹匙熬粥，睡前喝下，连服几周就能治好遗尿。个别人需要多喝几日。千穗谷主要产地是河北省中部农村，也叫"米谷"。

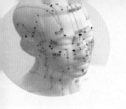

第二节　尿毒症

　　尿毒症是肾功能丧失后，机体内部生化过程紊乱而产生的一系列复杂的综合征，而不是一个独立的疾病，又称"肾功能衰竭综合征"或简称"肾衰"。如果不幸得了尿毒症，除了不停地透析延续生命，似乎只剩下换肾一条路可走。但是，合适的肾源少之又少，换肾的费用极其昂贵。中医认为，尿毒症是清一色的肾经虚弱，治疗应从肾经入手。

● 操作方法

　　❶ 穴位敷贴。将生大黄、益母草、丹参、土茯苓、川芎加工成粗末混匀，用香油浸泡放置在砂锅里熬至膏状。贴于肾俞、关元穴，使药物通过皮肤渗入并刺激穴位，经过经络直接作用于肾俞穴，从而达到温肾通络、清浊利湿之功效。

　　❷ 此外，中药在调理脾胃、改善食欲方面也具有一定作用。许多尿毒症患者常常会厌食、便秘、恶心、呕吐、腹胀，通过运用健脾和胃、行气化浊等中药辨证治疗，可得到明显的改善，可以弥补透析及西药治疗的不足。尿毒症患者睡眠不佳、身体虚弱，通过中药养血安神，益气扶正，也能在短期内取得较好的疗效。

养生建议

　　关于尿毒症与肾经的关系，肾就好比是一台电风扇，打开开关它却不转，不见得是电风扇本身出了问题，很有可能是停电了，或是线路出了故障。气血就是电能，而肾经则是线路。只要气血充沛、经络通畅，肾脏得到了足量的气血供应，就能够正常工作，而没必要对"电风扇"本身修来换去。

第三节 脱 肛

脱肛，是指肛管和直肠的黏膜层以至整个直肠壁脱出于肛门外，也称"直肠脱垂"。脱肛可发生于任何年龄，但以儿童和老年人、产妇多见。儿童时期，身体发育未完全，若久痢、久泻、脾气亏损常可导致脱肛；老年人全身器官组织衰退、肌肉松弛、骨盆底肌肉张力减退，如长期便秘，排便时反复猛烈用力，常可造成脱肛或加重脱肛；产妇因为分娩，骨盆肌肉张力减小，骨盆肌肉松弛，容易造成脱肛。脱肛初期，可因用力排便而发生从肛门脱出"肿物"，但便后"肿物"可自行缩回。此后逐渐加重，除排便用力时引起脱肛外，在咳嗽、走路等腹压增加的情况下，都可引起脱肛，往往不能自行缩回，必须用手将脱出的"肿物"托入肛门。如脱出的"肿物"不能缩回，容易发生炎症、肿胀、糜烂和溃疡。

● 操作方法

❶ 患者自己用食指直接按摩百会穴，感到局部有酸、麻、胀的感觉。以顺时针方向按摩，坚持每日按摩3~5次，每次5~10分钟。一般按摩3天后可收到一定疗效。

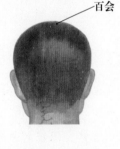
百会

❷ 患者俯卧，按摩者坐于右侧，用右手中指螺纹面揉长强穴，顺时针方向揉3~5分钟。此方法适用于儿童。

❸ 按摩者用拇指和食指端由轻渐重地点按百会穴36次；再用拇指端和食指指腹相对，按拿二白穴各36次；患者俯卧，按摩者用手鱼际或拇指指腹揉长强穴36次，用力宜轻柔、有节奏。

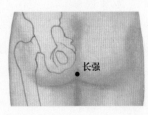
长强

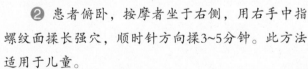

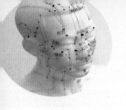

第四节　肛　裂

肛裂，是指肛门齿状线以下的皮肤破裂，是肛门疾病中的常见病症。本病好发于肛口正中线前后，由于肛管解剖上的特点，此处皮肤在排便时肛管扩张易受创伤而造成全层撕裂。齿线邻近有慢性炎症时，因纤维化而失去弹性更易受损。撕裂创面因继发感染而形成溃疡，排便时摩擦而疼痛并少量出血，经久不愈而成慢性溃疡。创面较平硬，灰白色，溃疡下端常有一袋状皮赘，酷似外痔，称"哨兵痔"。便时及便后肛门疼痛是本病的特点。患者因惧怕疼痛不敢排便，使粪便在肠腔积存过久，变干变硬，下次排便时疼痛更加剧烈，如此形成恶性循环。患者极为痛苦，甚至影响工作、学习。便时剧痛，或痛如刀割，便后缓解，片刻复作，或一痛则数小时。肛裂口色鲜红，或灰白色，创面较浅，边缘整齐，或凹凸，边缘如肛口，或伴便血，或并发肛痛、肛瘘等。肛裂多见于20~40岁青壮年。

●操作方法

　　耳郭常规消毒后，取直肠、肛门（痔核点）、大肠、神门穴。用耳毫针对准所选穴位进针，用轻刺激补法捻转。留针30分钟。每日或隔日针治1次，10次为一个疗程。一般多配合药物熏洗、涂搽患部，二法并用，疗效更佳。

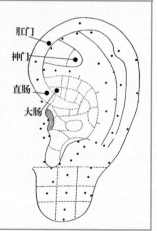

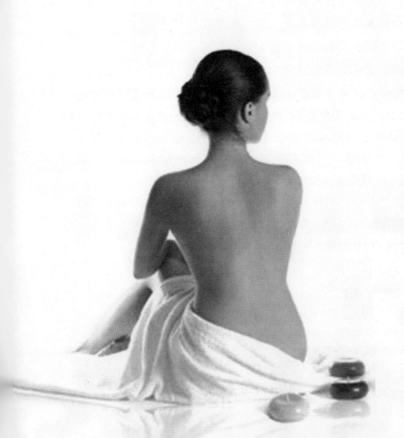

第七章

骨伤疾病穴位调理法

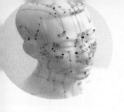

第一节　骨质增生症

骨质增生症是中老年人的常见病和多发病，每个人进入老年阶段都可能罹患本病。而且，近年来骨质增生症发病趋向年轻化，30岁左右的青年患有骨质增生症的为数不少。

严格说来，骨质增生不是一种病，而是一种生理现象，是人体自身代偿、再生、修复和重建的正常功能，属于保护性的生理反应。单纯有骨质增生而临床上无相应症状和体征者，不能诊断为骨质增生症。只有在骨质增生的同时，又有相应的临床症状和体征，且两者之间存在必然的因果关系，才可诊断为骨质增生症。

●操作方法

❶ 走路是预防骨质增生症的主要举措。走路可以加强关节腔内压力，有利于关节液向软骨部位的渗透，以减轻、延缓关节软骨组织的退行性病变，以达到预防骨质增生症的目的。但应避免做以两条腿为主的下蹲运动，对于老年人膝关节来说，下蹲运动摩擦力太大，易于使骨刺形成，骨刺刺激关节囊，很容易引起关节肿胀。

❷ 注重日常饮食，平衡人体营养的需要。专家认为，阴阳平衡、气血通畅是人体进行正常生理性新陈代谢的基础。人体正气虚弱，经络不畅，势必导致气血凝涩而成病变。

❸ 预防寒凉。《黄帝内经·痹论篇》说："风寒湿杂至，而为痹也……以冬遇此病为痹也。"所以，保暖对预防骨质增生症也是非常重要的。

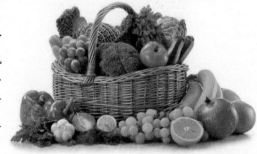

第二节　骨质疏松症

当人们正竭力应对心血管疾病、癌症等顽疾时，又一种危害程度并不比它们逊色的疾病也在悄然袭来，这就是被称为"无声无息的流行病"的骨质疏松症。之所以说骨质疏松症"无声无息"，是因为骨质疏松症作为一种隐匿性病变，有骨痛症状者不足60%，又常常与退化性骨关节炎的疼痛发生混淆，很容易被忽视。

统计数据表明，全球现约有2亿人患有骨质疏松症。在美国，骨质疏松性骨折发病人数已超过心肌梗死、中风和乳腺癌的总和。我国每年有3万人股骨骨折，其中20%的患者会由此导致死亡，其主要的原因，就是骨质疏松症。

● 操作方法

❶ 按摩选穴：内关、太渊、合谷穴等。

❷ 建议按揉上述经穴各50~100次。每天按摩1次，不要间断。

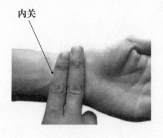

内关

❸ 在饮食上，应多吃些含钙、磷、维生素及蛋白质丰富的食物。注意低盐饮食，戒烟，限酒，少喝咖啡，戒浓茶。

❹ 加强运动，尤其强调多到户外锻炼，以达到调节全身代谢状态、改善骨骼血液循环、缓解骨质疏松症状的作用。太极拳有利于患者的自身功能锻炼，特别适合骨质疏松症的预防和治疗。

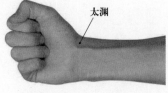

太渊

❺ 另外，还要正确对待疾病，保持良好的精神状态，心胸开阔，心情愉快，这些对治疗骨质疏松症都有较好的帮助。

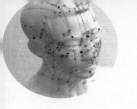

第三节　颈椎病

现在，患颈椎病的人数正在大幅度增加，而且越来越趋向年轻化，长时间低头看书、在电脑前工作的人最容易得颈椎病。典型的症状就是脖子后面的肌肉发硬、发僵，颈肩疼痛，而且头晕、恶心，手指麻木，两臂无力。

●操作方法

❶ 按揉督脉上的风府穴、手大肠经的手三里穴。

❷ 风府穴很好找，顺着脖子后正中线上的颈椎向上摸，到头骨时有一个凹陷，这就是风府穴。用拇指的指腹顶住穴位，向上用力按200下，然后开始转头，正反方向分别旋转5圈。

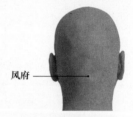

风府——

❸ 手三里穴在曲池穴的下两寸，食指、中指、无名指并起来的宽度。曲池穴的位置也很好找：把胳膊屈曲90度，掌心向下，肘尖和肘关节内侧横纹的中点即是。

❹ 按揉手三里穴时要用另一只手的拇指指腹从里向外拨，有酸胀或胀疼的感觉为度。这对颈椎病造成的手指麻木效果很好。

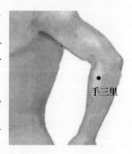

手三里

养生建议

❶ 睡觉时枕头要高低适当。枕头的高度一般10厘米就行了，身体比较胖的人可适当高一些。

❷ 颈部不能受凉。包括食物的寒凉和外来的风寒。

❸ 不要来回扳脖子，经常这样就会造成颈椎关节松弛，颈椎边上的韧带也会变松弛。

第四节　坐骨神经痛

坐骨神经痛是一种常见病，其发病率在体内各种神经痛中居于首位，往往表现在右腿疼痛，从大腿外侧到足部，疼痛厉害的时候一秒钟都坐不下去。按照中医的观点，坐骨神经痛是由经络不通造成的。大腿外侧只有胆经一条经络，胆经络不通是造成坐骨神经痛的直接原因。

●操作方法

❶ 当胆经发生疼痛时，按摩肺经的尺泽穴会感觉非常痛，压住正确的穴位后，停留在穴位1分钟可以立即止住疼痛。为减少

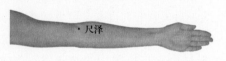

坐骨神经痛发病的概率，平时可以经常按摩尺泽穴。每日睡前用热毛巾或布包的热盐热敷腰部或臀部，以舒适为宜。

❷ 坐骨神经痛是身体排除寒气时的症状之一。当肺排除寒气时，会使胆的功能受阻，当胆经受阻的情形严重时，就造成了胆经疼痛，也就是坐骨神经痛。由于疼痛是由肺热引起的，因此按摩肺经可以疏解肺热，肺热消除了，胆经就不痛了。

❸ 如果疼痛发生于季节变化时，保健时春季需先祛除肝热。夏季则先祛除心火，再祛除肝热，如果还不能祛除疼痛的话，再按摩肺经祛除肺热。秋季时则直接按摩肺经，多数都能缓解疼痛。冬季必须先按摩肾经，再按摩肝经和肺经。当发生胆经疼痛症状时必须先培养气血，气血能达到相当充足的水平，人体才有能力逐渐祛除肺中的寒气。

养生建议

❶ 工作时坐硬板凳，睡觉时睡硬板床。要劳逸结合，生活有规律，适当参加各种体育活动。

❷ 运动后要注意保护腰部和右腿，内衣湿后要及时换洗，防止潮湿的衣服在身上焐干。出汗后不宜立即洗澡，待落汗后再洗，以防受凉、受风。

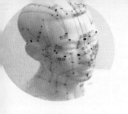

第五节 落 枕

在生活中常遇到落枕这样的情况，某天早晨起床突然感到脖子痛，头只能歪向一侧，活动不利，不能自由旋转后顾，如向后看时，须向后转动整个躯干。其实，这就是我们常说的落枕，或称"失枕"，是一种常见病，轻者4~5天自愈，重者疼痛严重，可延至数周不愈。

落枕一方面可因肌肉扭伤所致，如夜间睡眠姿势不良，或因睡眠时枕头不合适使头颈处于过伸或过屈状态，引起颈部一侧肌肉紧张，时间较长即可发生静力性损伤，从而导致肌筋僵硬不和、气血运行不畅、局部疼痛不适、动作明显受限等。另一方面可因外感风寒所致，如睡眠时受寒，盛夏贪凉，使颈背部气血凝滞，筋络痹阻，以致僵硬疼痛，动作不利。同时，颈椎病也可引起反复落枕。

● 操作方法

❶ 巧除落枕的三味"大药"：风池、肩井、落枕穴。

❷ 将左手或右手的中指、食指、无名指三指并拢，在颈肩部疼痛处找准压痛点（多在胸锁乳突肌、斜方肌等处），以此为中心由轻到重按摩5分钟，也可左右手交替进行；用手掌侧（小鱼际部）在颈肩部自上而下、自下而上轻轻快速地打击2分钟左右；用拇指或食指拿捏左右风池、肩井穴2分钟；用拇指或食指点按落枕穴，待有酸胀感觉时再持续按压3分钟；最后进行头颈部前屈、后仰，左右侧偏及旋转等活动，要注意缓慢进行，切不可用力过猛。同时，若再配合局部热敷疗效更佳。

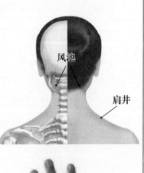

风池

肩井

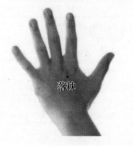

落枕

第六节　肩周炎

肩周炎，是肩关节周围炎的简称，是指肩关节及其周围软组织退行性改变所引起的肌肉、肌腱囊、关节囊等肩关节周围软组织的广泛慢性炎症反应。本病表现为肩部疼痛和肩关节活动受限，好发于中老年人。由于肩周炎的发病者在50岁左右居多，本病又称"五十肩"。依《黄帝内经》所言，男子自48岁身体上部的阳气就开始衰弱了，女子自42岁身体上部的三阳经脉也开始衰弱。待到了50岁左右的时候，身体就会出现肝肾阴虚和阳明气虚，使筋骨失养，不通则痛，于是就容易出现肩周炎。

● 操作方法

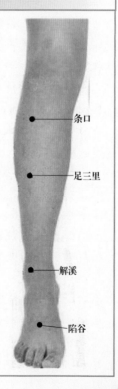

① 经络治疗：首先，选取耳穴。基本穴位为肩点、肩关节点和锁骨点，其中肩点为按压的重点。若伴有疼痛者，在基本穴位的基础上再选取神门、肾上腺点和内分泌点。其次，选取手穴。若病在右肩，则取左脚和左手上的肩点；若病在左肩，则取右脚和右手上的肩点；如果病在两肩，或者比较严重，则最好双手双脚上的肩点都取。对于肩部剧痛者，在耳穴与手穴的基础上，再加取腿部的阳陵泉穴。

② 肩周炎的四粒"营养丹"：条口、足三里、解溪、陷谷穴。

除了耳、手、腿上的良方，肩周炎还可以通过常"食"条口、足三里、解溪和陷谷穴四粒经络"营养丹"进行治疗。每天坚持按一按这四个穴位，不仅可治疗肩周炎，还能调治人体虚弱。

条口

足三里

解溪

陷谷

第七章　骨伤疾病穴位调理法

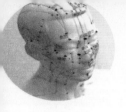

第七节　腰椎间盘突出症

有些人说他们一咳嗽或打喷嚏，就能感觉到腰痛；也有些人说他们上厕所排便能无缘无故地腰痛；还有些主妇，随手扫扫地，腰就开始痛。事实上，这些都是腰椎间盘突出症的表现。

● 操作方法

① 都是"果冻"惹的祸。脊椎的每一节椎骨与相邻的椎骨之间都是通过复杂的关节、韧带以及椎间盘相互连接的。椎间盘就仿佛是脊椎缓冲压力不可缺少的"海绵垫"，其中间密藏着一种神奇的胶状物，它能像果冻一样随着外界的压力而改变位置和形状。一旦这颗"果冻"出现流渗，没能保持原来的状态和位置，就会压迫到从椎骨中央穿行的脊髓神经，产生各种痛苦的症状。我们说的腰椎间盘突出症，就是腰椎处的"果冻"出了问题。

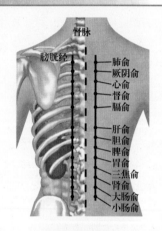

② 腰椎间盘突出症，掌握八穴治病不难。实践证明，经络推拿对治疗腰椎间盘突出症非常有效。让家人用双手掌推拿患者的背腰侧膀胱经脉及督脉，先自上而下推数遍；然后用双掌根同揉和拇指交替压脊柱两侧及诸棘突间隙，反复操作10分钟左右。也可用按摩棒轻轻敲打30~60下，力度以能够渗透到疼痛局部为度；最后，具体指压点按的基本穴位为：脾俞、胃俞、肾俞、环跳、委中、承山、昆仑、绝骨等穴，每穴点揉按压1~2分钟。

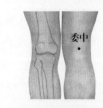

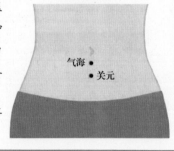

第八节 腰肌劳损

有一种很常见的腰病，在以腰骶关节为中心约一巴掌大的地方，或隐隐作痛，或酸痛不适，早晨起床时减轻，活动后加重，不能久坐、久站，弯腰困难。这就是常说的腰肌劳损。腰肌劳损患者虽然大都能正常生活和坚持工作，但时间一长，便会影响工作效率，降低生活质量。

很多人认为腰肌劳损是衰老造成的，其实究其原因，错全在自己。长期弯腰劳动，用肩扛抬重物，腰部闪挫撞击未全恢复，或积累陈伤，经筋脉络受损，气滞血瘀，阻塞不通，筋脉失于滋养，自然就会疼痛劳损。腰肌劳损大多与天气变化有关，如阴雨或感受风寒潮湿等，症状加重，所以不因天气变化加衣保暖的人，势必受病痛之苦。

●操作方法

治疗腰肌劳损"六仙丹"：脾俞、胃俞、肾俞、环跳、昆仑、绝骨穴。

腰肌劳损的经络按摩在家就可以进行，具体方法为：让家人用双手掌推拿患者背腰部两侧的膀胱经脉及督脉，先自上而下推数遍；然后用双掌根同揉和拇指交替压脊柱两侧及诸棘突间隙，反复操作10分钟左右；最后，具体指压点按的基本穴位为脾俞、胃俞、肾俞、环跳、昆仑、绝骨等穴，每穴指压点按1~2分钟即可。

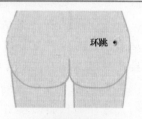

环跳

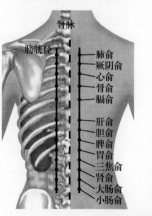

督脉

膀胱经

肺俞
厥阴俞
心俞
督俞
膈俞

肝俞
胆俞
脾俞
胃俞
三焦俞
肾俞
大肠俞
小肠俞

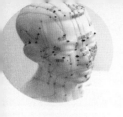

第九节 鼠标手

信息时代，电脑已经成为人们工作不可缺少的好帮手，它在带来便利的同时，也会带来烦恼。大家也许有过这种感受，当长时间地操作电脑后会感到手掌发麻，或者食指在拖曳鼠标时容易抽筋，如果常有这种现象，就该警惕"鼠标手"了。

"鼠标手"，顾名思义，是以长期不规范的姿势操作鼠标或键盘引起的。由于长期使用鼠标、键盘造成的腕部神经压迫，导致肌肉或关节麻、胀、疼、痉挛。这种病症迅速成为一种日渐普遍的现代文明病。它直接影响着人们的工作、生活和身心健康。

● 操作方法

❶ 按揉手三里穴：位于前臂外侧，肘关节弯曲时，肘横纹下4厘米左右，用左手拇指指面按揉此穴位100次，使局部有酸、胀、痛感为宜。

❷ 按揉内关、外关穴：内关穴位于前臂内侧、腕横纹正中往上5厘米左右；外关穴与内关穴对称，位于前臂外侧。可用左手食指指面按外关穴，拇指指面按内关穴，同时按揉100次，使局部有酸胀感。

❸ 揉捏前臂：右手关节弯曲放在胸前，左手拇指指面按前臂外侧；另外四指指面按前臂内侧，从肘关节至腕关节方向揉捏50次，以揉捏指伸肌（食指、中指上翘时可触摸到其收缩）为主，手法宜轻柔，单方向匀速移动揉捏。

❹ 按腕屈伸肌：用左手拇指指面按腕关节内侧腕横纹中点，食指指面按腕关节外侧中点，与拇指对称性用力，做腕关节屈伸活动20次，以局部有酸胀、发热感为佳。

❺ 直擦前臂：要求前臂紧贴身体，先在前臂外侧皮肤涂少量凡士林（或红花油、双氯芬酸二乙胺乳胶剂），再用左手掌面（小鱼际肌为佳）紧贴前臂皮肤，按照指伸肌肌肉走向，来回擦20次，以发热为佳，方向保持一直线。

第十节　扭　伤

不管是身体哪个部位扭伤，如果有条件的话要及时用冰袋冷敷，这样可以减少渗出，肿得也就不那么厉害了。这时候要是没搞清楚状况，用了热敷，那问题可就严重了，第二天扭伤处肯定变成紫色了，而且肿一定也没有消。

疼痛肿胀的地方不能碰，但是可以在对侧的相应部位找"解药"。比如有人左脚崴了，肿痛难忍，这时，可以在右脚的相应部位寻找敏感点，然后在这个敏感点上做按摩，一般几分钟以后受伤的脚的疼痛就会好很多。

● 操作方法

❶ 按摩的时候也可以用药酒，如果没有药酒，白酒也行，不过度数最好高一些，或者用红花油代替也可以。蘸上药酒进行按摩，可以更好地疏通经络，从而起到止疼的作用。

❷ 要是腰扭伤的话，除了用"左病治右，右病治左"的办法以外，还可以选后溪、天柱、志室、肾俞、委中、合谷等穴位来按摩。按摩的时候刺激强度要大些，每个穴位按摩3~5分钟，按摩后让患者下地活动活动，一般很快腰痛的症状就会明显好转。扭伤患处一般超过24小时才能按摩。

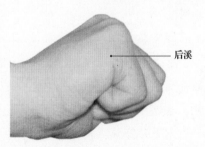

天柱

后溪

❸ 另外，需要提醒的是，扭伤急性期的时候为了减少渗出，要用冷敷。等过了24小时，就应该用热敷了，这样可以促进局部血液循环，加速康复。

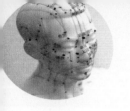

第十一节 类风湿性关节炎

类风湿性关节炎又称"类风湿"，在中医里属于"痹证""痹病"的范畴，属于自身免疫炎性疾病，临床主要表现为慢性、对称性、多滑膜关节炎和关节外病变。本病好发于手、腕、足等小关节，反复发作，呈对称分布。早期有关节红肿热痛和功能障碍，还可能出现关节周围或内脏的类风湿结节，并可有心、肺、眼、肾、周围神经的病变，晚期关节可出现不同程度的僵硬畸形，并伴有骨和骨骼肌的萎缩，极易致残。

●操作方法

❶上肢部：

患者仰卧势：两手臂自然伸直置于身体两旁。按摩者可先在右侧用接法从掌背面向上沿腕背、前臂至肘关节。往返3~5遍，然后患者翻掌再以揉法施治，并配合肋、腕、掌指关节的被动运动。

患者俯卧势：接上势，在肘、腕部以按揉法按揉1~2分钟，并配合肘关节的伸屈和腕关节的摇动；然后以捻法，捻每一手指关节与掌指关节并配合小关节的摇动；最后再摇肩关节，搓上肢3~5次。左右臂相同。

❷下肢部：

患者俯卧势：按摩者先用揉法施于臀部再向下沿大腿后侧、小腿后侧，直至跟腱，往返2~3次。

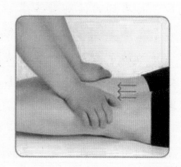

患者仰卧势：按摩者站于旁，用揉法施于大腿前部及内外侧，再沿膝关节向下到小腿前外侧、足背，直至趾关节。同时配合踝关节屈伸及内外翻的被动运动。

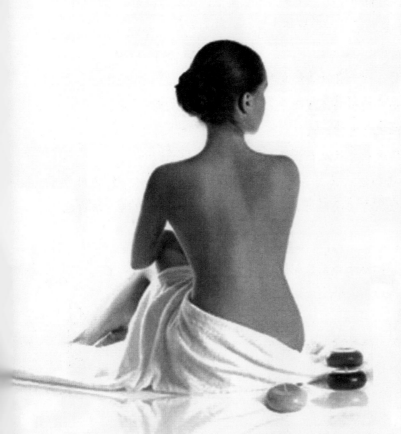

第八章

神经科疾病穴位调理法

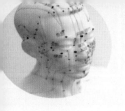

第一节　神经衰弱

神经衰弱多是由于精神压力大，用脑过度引起。思虑过多、心事重重，自然会影响到食欲，时间一久，就会阴血内耗，精神恍惚，影响睡眠。神经衰弱是一种神经官能性疾病，是一种常见病，尤其是脑力劳动者和老年人患病的比例比较高，大致包括过度敏感、容易疲劳、睡眠障碍、自主神经功能紊乱、疑病和焦虑等五个方面的症状。症状特点常表现为失眠、多梦，对躯体细微的不适特别敏感，常感到精神疲乏，注意力不能集中，记忆力减退，用脑稍久即觉头痛、眼花，还常感肢体无力，不愿多活动。

●操作方法

❶ 指压印堂（两眉头连线的中点）、百会穴1~3分钟。

❷ 指压足三里、太冲、涌泉穴1~3分钟。

❸ 用多指揉法在脊柱及脊柱两侧反复按揉3~5分钟。

❹ 以双手拇指螺纹面为着力点在足部指揉，反复3~5分钟。用力由轻渐重。用指压疗法的同时，可在晚上睡觉前用热水泡脚，每次泡10~30分钟。

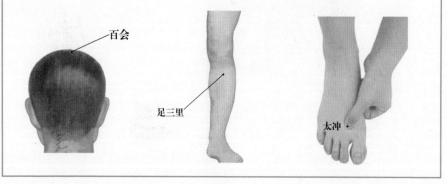

百会

足三里

太冲

第二节　三叉神经痛

三叉神经痛又称"颜面神经痛"，是指面部三叉神经支配区域反复发生阵发性、短暂性剧烈疼痛，但无感觉缺失和运动障碍。本病多发于40岁以上的中老年人，以女性居多。本病属于中医的"头痛""偏头痛""面痛"的范畴，多因触及面部神经的激发点，或因受寒着凉而突然发作，使患者不敢洗脸、漱口或吃东西。其疼痛呈阵发性放射样剧痛，犹如针刺、刀割和火烧样。常伴有面部抽搐、流泪、流口水或面部发麻等。每次疼痛的时间一般在几秒钟至一分钟而止，在数秒钟或数分钟后又开始痛，如此反复，一日之内可疼痛数次或数十次不等。疼痛的时间可持续数天、数月。疼痛发作时，可使人头昏脑涨，坐立不安。

● 操作方法

配穴一　取面颊、颌（上颌、下颌）、神门、枕穴位。每次选用2~3穴，交替使用。先寻找穴位的压痛点，用耳毫针刺入穴位，留针20~30分钟，并不时运针，以增强针感，用强刺激、泻法。每日针1次，10次为一个疗程，如果同时埋针，效果更好。

配穴二　取面颊、颌、牙、三焦、皮质下、神门、耳尖穴。每次取一侧耳穴，双耳交替施治。耳郭常规消毒后，用耳毫针强刺激，留针30分钟，每5~10分钟运针1次，用泻法。每日针1次，10次为一个疗程。

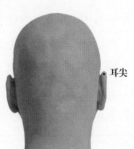

耳尖

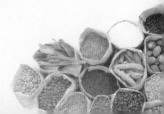

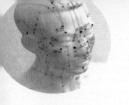

第三节 癫痫

癫痫，也就是俗话说的抽羊角风，是一种常见的神经症状，表现为突发性的短暂脑功能异常，并可反复发作。多因痰气交结，蒙蔽神明；或因外伤、气血瘀阻所致。或胎儿在母腹中受惊；或从小受风寒暑湿，饥饱失宜，逆于脏气而得之；或因惊吓、精神刺激，伤及肝肾所致。病在心肝，关乎脾肾，与遗传有关。发作性突然神志昏迷、眩晕颠纵不省人事、意识丧失、尿失禁，或两目上视、口吐涎沫，或四肢抽搐、背脊强直。病发时，因痰涌气促，致喉间作响而发生似牛、马、猪、羊、鸡等不同的叫声。移动时，顷刻苏醒，醒后起居饮食如常。或伴有失眠、多梦、心烦等症。

●操作方法

❶ 取神门（双）穴。药物：复方氯丙嗪注射液。耳郭常规消毒后，用皮试针吸取上述药液，按操作常规，双侧神门穴各注射0.1毫升。第一周每日早、晚各注射1次，有效后，第二周则改为每日注射1次。

❷ 按摩头部风府穴。患者盘膝坐，全身放松，闭上眼睛，保持安静，按摩者以一手拇指按摩患者脑后正中风府穴。力度适中，可用按、扣、压等指法，按压5分钟左右。

❸ 按摩足底涌泉穴。患者平躺，全身放松，闭上眼睛，按摩者用两手握着患者的两脚，用拇指按摩其足底涌泉穴，按摩要用力，患者要尽量地忍耐，按摩约5分钟。

第四节　自主神经失调症

在众人面前感到兴奋或害怕时，经常会感到一阵头昏眼花，就像"血冲到头上"一样。这种头昏眼花的状态，是由于上半身和下半身红色血管的自主神经紧张、不协调，使大量血液集中于上半身所造成的。往往还伴随心悸、头痛、肩部酸痛、目眩、耳鸣、焦躁和出汗等现象，感到疲劳。女性在生理期前或临近更年期时，会发生自主神经失调，引起头昏眼花。经常觉得头昏眼花的话，大多是自主神经失调所致。在这种情况下，手脚或腰部会感到冰冷。

●操作方法

❶ 治疗头昏眼花的重点在于将上半身的血液导入下半身，调整血液的分配。换句话说，就是刺激头和脚的穴道，以肚脐高度的穴道调整血液分配。进行顺序是由头部、背部、腹部到脚。所以，头部的百会穴和足底的涌泉穴，是重要的穴道。取头部的百会穴，肩部的肩井穴，腰背部的肾俞穴，腹部的中脘穴，足部的涌泉穴。

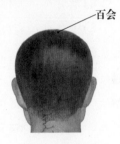

百会

❷ 首先，刺激头部的百会穴，用食指和中指指腹立起用力按压。用指压肩部的肩井穴，肩井穴位于肩端的正中央。用力按压腰背部的肾俞穴，其上方第一腰椎棘突起的附近亦需指压。背部做完后，仰躺，脚立起来，放松腹部的肌肉。要求患者盘膝坐，全身放松，闭上眼睛，保持安静，按摩者以一手拇指按摩患者脑后正中风府穴，力度适中，可用按、扣、压等指法，时间5分钟左右。

❸ 轻轻按压腹部的中脘穴。肚脐的旁边也要按压。中医一贯重视腹部，认为是上半身血液和下半身血液分流的交界，借此可以调整血液的分配。充分按压、指压足底的涌泉穴。涌泉穴是缓解脚冰冷最适当的穴道，反复刺激，就会使脚由脚尖逐渐暖和起来。

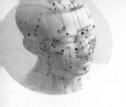

第五节　臂丛神经炎

臂丛神经炎指的是急性非损伤性臂丛神经病，是一种原因不明性疾病。常见于成年人，多在受寒、患流感后急性或亚急性起病。本病从肩外侧面的酸痛开始，首先在颈根部及锁骨上部，迅速扩展至肩后部，数日后即传布到臂、前臂及手。开始时疼痛呈间歇性，但不久即为持续性而累及整个上肢。如上肢外展或上举，可诱发疼痛。患者常取上肢屈位，减少活动，避免诱发疼痛，睡眠时只能向健侧侧卧，数小时至数日内，即有肌肉软弱出现。可以选择拔罐疗法。

●操作方法

❶肩背部：大椎、大杼、缺盆、天宗、脾俞、肾俞穴。

❷上肢部：肩髎、曲池、手三里、外关、合谷穴。

❸下肢部：足三里、阳陵泉、阳辅穴。

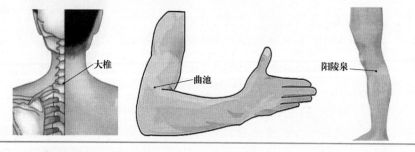

大椎　　曲池　　阳陵泉

养生建议

❶处方：肩髎、曲池、外关、间使、列缺、后溪穴。

❷手法：采用平补平泻法，中等刺激强度，1日2次，每次30分钟，15天为一个疗程。病重者可休息3天，继续下一个疗程，一般1～2个疗程即会康复。

❸疗效标准及结果：疼痛完全消失，能参加正常的学习、工作为痊愈；疼痛症状明显好转，活动日久则疼痛加重，不能久持重物者为好转；症状体征无改善者为无效。

第六节 面 瘫

面瘫，又称"面神经炎"或"面神经麻痹"等，是由于面神经发生的急性非化脓性炎症所致，以面部肌肉麻痹、口眼歪斜为主要临床表现的一种神经系统病症。面瘫可以发生于各个年龄段的人群，多发于单侧，主要表现为患侧面部表情肌瘫痪，典型的症状是眼睑不能完全闭合、流泪、额纹及鼻唇沟消失，不能做鼓腮或吹口哨等动作。

●操作方法

❶ 按摩治疗当以疏风散邪、温经通络为主，手法宜使用泻法。嘱患者取端坐位，用手掌大鱼际自下而上推按患侧面部2~3分钟；之后以拇指和食指捏住患侧口角皮肤，边提拉边颤动，持续1~2分钟；后以拇指指腹按摩地仓穴3~5分钟，向同侧耳朵方向用力；按摩颊车穴3~5分钟，向同侧嘴角方向用力；以拇指尖掐按合谷穴1~2分钟，向上臂方向用力；

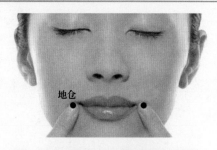

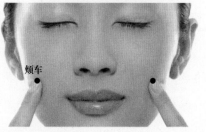

以拇指指腹按压颧髎穴3~5分钟，向眼眶方向用力。

❷ 地仓穴配颊车穴是治疗面瘫的经典组合，属于同经配穴，面部表情肌麻痹部位正是足阳明胃经循行部位，取此二穴可疏通经络，驱散风邪；颧髎穴为美容保健要穴，同时取"面口合谷收"的合谷穴，四穴组合，标本兼顾，面面俱到，治疗面瘫也就是"一碟小菜"了。

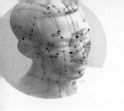

第七节　肋间神经痛

　　肋间神经痛是指循着肋间神经径路出现的疼痛性疾病。由于疼痛多继发于肋间神经炎症，所以又有肋间神经炎的别名。肋间神经痛属中医"胁痛"范畴。两肋为肝胆经脉所布，故《黄帝内经》云"肝病者，两胁下痛"。临床表现为在一个或几个肋间隙出现阵发性剧痛（针刺样或刀割样疼痛），呈带状分布，有的可放射到背部及肩部，在咳嗽、打喷嚏或深吸气时可诱发或加剧疼痛。相应的皮肤有感觉过敏及肋骨缘压痛。肋间神经痛时，吸气会疼痛，呼气比较舒服。其特征是单边胸部、乳房至腋下之间与背部至腹部之间，发生针刺般疼痛。简单地说，如果呼吸感觉疼痛，而活动肩部或手臂时不会痛，就是肋间神经痛。不过，有时也可能是肋膜炎或狭心症所引起的疼痛。所以，应该就医查明原因。多因情志失调、肝气郁结，或瘀血停留，或复受风寒侵袭而诱发。

● 操作方法

　　取胸、肝、神门穴。每次取一侧耳穴，双耳交替使用。耳部常规消毒后，先在胸穴找到敏感点，即用耳毫针进行针刺。当刺到敏感点时，一般在数秒钟内疼痛可减轻或消失。如果无此即刻效应，说明针未刺到敏感点，应出针后另针刺或调整针刺方向。然后如法针刺肝、神门等穴位。每日或隔日针刺1次，6次为一个疗程。

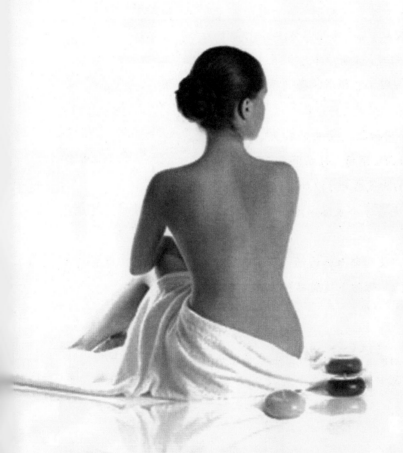

第九章

皮肤科疾病穴位调理法

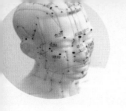
第一节 足 癣

足癣，俗称"脚气"或"脚湿气"，最初常常发生在第二、三脚趾或者第三、四脚趾之间，如果不加以治疗，常蔓延到足跟和足背，是皮肤或黏膜内网状淋巴管的急性传染性细菌性感染。足癣多由溶血性链球菌自不易察觉的皮肤破损处侵入引起。炎症不侵及皮下组织，极少化脓，病程进展快，可引起全身中毒症状。脚气和脚气病并不是一种病，脚气指的是足癣；脚气病指的是一种全身性疾病，表现为四肢感觉异常、过敏、迟钝，痛觉减退，肌肉酸痛，力量下降，行走困难等，一般是饮食过于精细引起的。

●操作方法

❶首先，每晚洗脚后，把食指至小指分别置于各趾缝间，沿骨间隙自下向上梳摩至解溪穴，反复20~30次。

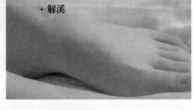

·解溪

❷接着，用拇指、食指的指尖，轮流捏10足趾的趾甲角。每趾甲角捏5次，瘙痒难忍的脚气患者可以加大捏的力度。

❸最后，用手掌小鱼际擦足心的涌泉穴，上下推擦30次，至足底发热为止。

这三步可以使足部血脉通畅，不仅能够治疗脚气，还可以改善局部营养，通畅气血，预防下肢酸痛和冻疮。

养生建议

每晚睡前洗净患足，擦干，将艾条折成3段，每段长约5厘米，引燃后置于小盘中，双足放在小盘上方，距离适中，每次灸30分钟，连续施灸一周。

第二节　湿　疹

　　湿疹，是一种常见过敏性皮肤病。临床上一般分为急性湿疹和慢性湿疹两大类，但两者又可相互转化。临床上有周身或胸背、腰腹、四肢出现红色疙瘩；或皮肤潮红而有集簇或散发性粟米大小红色丘疹；或丘疹水疱；或皮肤溃烂、渗出液较多，多伴有瘙痒、便干、溺赤、口渴、心烦等症。慢性湿疹多经常反复发作，缠绵不愈，且多出现鳞屑、苔藓化等皮肤损害，皮损处有融合及渗出的倾向等特点，可发生在任何年龄、任何部位和任何季节。中医认为，湿疹是体内的湿浊之气郁结在皮肤所引起的。急性湿疹一般以湿热为主；慢性湿疹一般是由于阴血不足，血虚生风，加上肌肤失去血液的滋养，风湿热邪郁积在皮肤所导致的。湿疹属中医"浸淫疮"范畴。

● 操作方法

　　取背部脾俞、肺俞、大椎穴；上肢部内关、合谷、曲池穴；下肢部三阴交、足三里穴，在以上部位涂抹刮痧介质，以重手法由上而下刮拭，2日1次。

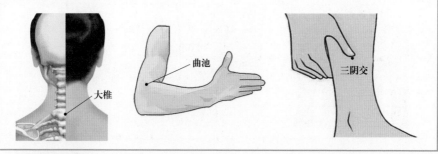

曲池

大椎

三阴交

养生建议

　❶尽量避免外界刺激物和局部刺激，不抓，不用力揩擦，不用热水、肥皂烫洗。

　❷不饮酒，不饮浓茶、咖啡，不吃酸、辣菜肴或其他刺激性食物。

　❸湿疹发作期，忌食黄鱼、海虾等容易引起过敏的食物。

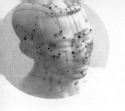

第三节　白癜风

　　白癜风，又名"白驳风"，是一种常见的原发性色素脱失性皮肤病。局部皮肤呈现大小不等、形状不一的圆形或椭圆形白斑，边界清楚，周围皮色较深，斑内毛发正常，或亦变白，中间有一褐色的斑丘疹或淡红色丘疹。单发或多发，无痒痛等自觉症状。中医认为，本病或由于情志内伤，气血失和，卫外不固，风邪袭表，阻滞经脉，而成白斑；或由于久病失养，损精伤血，肝肾阴虚，皮毛失养而成；或由于外伤瘀滞或肝郁气滞，络脉瘀阻，肌肤失去濡养，酿成白斑。

●操作方法

　　取肝俞、肾俞、足三里、三阴交穴。取川芎、当归、桃仁、红花各30克用煎法得药汁，将药罐浸入药汁中24小时，用时将棉花蘸药汁搽于穴部及周围，然后用药罐拔于穴部，双侧交替，每次15分钟，每日1次，10次为一个疗程。

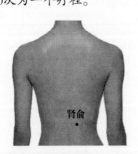

肾俞

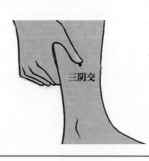

三阴交

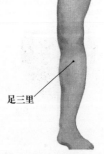

足三里

养生建议

　　在饮食方面：

　　注意体内微量元素的摄补，提倡使用铜质餐具；多食新鲜、清淡的绿叶菜，多食猪肝、瘦肉、牛肉，黑色食物如黑芝麻、黑豆等；少食刺激性食品，如酒、辣椒、生蒜等；少食羊肉、肥肉、海产品等。

第四节　黄褐斑

黄褐斑，指颜面部出现淡褐色或褐色的色素沉着，以皮损对称分布、面积大小不等、形状不规则、无自觉症状为临床特征。男女皆可发病，多见于中青年女性。

现代医学认为，黄褐斑的发病原因很多，内分泌是一个常见的因素，如内分泌功能紊乱的患者，可出现黄褐斑；孕妇在妊娠3~5个月时，由于雌激素促使色素产生增加，在面部可出现黄褐斑，称为"妊娠性黄褐斑"，此斑在分娩后可逐渐减轻或消失；还有一部分口服避孕药的女性可出现黄褐斑。化学性因素，如某些药物或化合物（肾上腺皮质激素、银制剂等）能引起色素沉着。物理性因素，如紫外线能诱发或加重黄褐斑；热辐射、外伤（搔抓、摩擦等）都可致黄褐斑。营养性因素，如长期处于饥饿或半饥饿状态，或维生素缺乏（维生素A、维生素B、烟酸缺乏等），均易致黄褐斑。炎症性因素，如皮炎（神经性皮炎、湿疹、接触性皮炎、银屑病等）后常发生色素沉着。其他如慢性肝功能不良、结核病、慢性酒精中毒等疾病，可诱发黄褐斑。

● 操作方法

❶ 取肾、肝、脾、肺、缘中、肾上腺、内分泌、面颊等耳穴。

❷ 女性如果伴有月经不调，耳穴需要加内生殖器、卵巢穴位。男性需要加前列腺穴。

❸ 每次选用2~3穴，单耳埋针，双耳交替，每周2~3次。也可用耳穴压迫法，3日1次，10次为一个疗程。

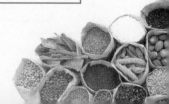

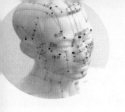

第五节　痤　疮

痤疮，又称"青春痘""青春蕾"，或称"面生粉刺"。本病多发于男女青春期，且以女性为多。本病好发于颜面部、上胸部等，尤以颜面部为多。初起为小疙瘩，形如粟米，多呈分散、与毛孔一致的小丘疹或黑头丘疹，周围色赤肿痛，用手挤压后，有米粒样白色粉汁；有时疹顶部出现小脓疱；有的可形成脂肪瘤或疖肿。病程缠绵，此愈彼起。一般28~30岁自然消失。因化妆品等引起的，停用化妆品3个月后会渐渐消失。

皮肤没有彻底的清洁；皮脂腺分泌过多；精神长期处于紧张状态，过度劳累，长期睡眠、休息不足，会导致皮脂腺分泌失调，引起痤疮；日晒、温度过高也会刺激皮肤长痤疮；其他因素，如化学药品、化妆品、遗传因素等。

●操作方法

取曲池、膈俞、合谷、大椎、血海、三阴交穴，将艾条的一端点燃，在距皮肤2~3厘米处施灸，灸至皮肤发红、发烫为宜。

注意事项：要求取穴准确。血小板减少性紫癜、血友病及其他出血性病患者要慎用；治疗期间忌食腥辛辣酒之品。常用温水洗面部，禁止用化妆品或其他外揉膏剂。

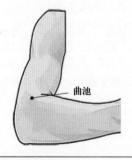

曲池

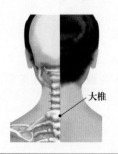

大椎

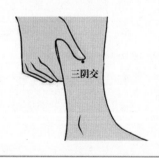

三阴交

第六节　神经性皮炎

神经性皮炎又称"慢性单纯性苔藓"，是一种常见多发性皮肤病，好发于颈部、四肢、腰骶，多见于青年和成年人，儿童一般不发病。临床可分为局限性神经性皮炎和泛发性神经性皮炎两种。本病中医称为"摄领疮""顽癣"等。

神经性皮炎初期多为皮肤间歇性瘙痒，以后则出现扁平的圆形或多角形实性丘疹，密集成群，呈红色、淡褐色或暗褐色，表面很少鳞屑。日久后，丘疹融合扩大成片，高出皮肤呈斑块状，皮肤粗厚干燥而发硬，皮嵴突起，皮纹加深，搔之微有脱屑，阵发性剧痒难忍，因搔抓可出现搔痕血痂。中医认为，本病初起是由于风湿热邪瘀滞肌肤，络脉不畅所致。日久因情志紧张，或思虑劳累过度，则化火生热，伤津耗血；或病久体弱，营血不足，都可致血虚生风化燥，肌肤失去濡养而呈慢性病程。

引起本病的原因有以下几种：

① 饮食。包括饮酒，食辛辣、鱼虾、海鲜等。

② 精神因素。包括精神紧张、抑郁、性情急躁、思虑过度、过度疲劳、睡眠不佳等。

③ 局部刺激。如衣领过硬而引起的摩擦、化学物质刺激、昆虫叮咬、阳光照射、搔抓等，均可诱发本病。

④ 胃肠道功能障碍。包括消化不良或便秘等。

⑤ 内分泌系统功能异常。如内分泌失调、更年期等。

● 操作方法

患者用拇指指端分别点揉膈俞、血海、合谷、曲池穴，力度由轻到重，以局部产生酸胀为宜，每日2~3次。

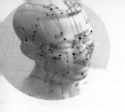

第七节　荨麻疹

荨麻疹，又称"风疹块""风疙瘩"，古称"瘾疹"，是一种常见的过敏性皮肤病，是由各种因素致使皮肤黏膜血管发生暂时性炎性充血与大量液体渗出，造成局部水肿性的损害。

荨麻疹临床表现为：局部皮肤出现鲜红色或苍白色风团，小如麻粒，大如豆瓣，扁平隆起，时隐时现，剧痒、灼热，如虫行皮中，抓之增大、增多，甚则融合成环状等各种形状。慢性荨麻疹可反复发作，日久不愈。

引起荨麻疹的原因很多，归结起来主要有以下几种：

❶ 食物因素。鱼、虾、蟹、蛋类食物引起最常见，某些肉类及植物性食物如草莓、可可、西红柿或大蒜等，香料、调味品，也可诱发荨麻疹。不新鲜或腐败的食品也可导致荨麻疹的发生。

❷ 感染。病毒、细菌、真菌、寄生虫等可诱发荨麻疹。

❸ 动物及植物因素。如昆虫叮咬、动物皮屑、羽毛及花粉的吸入均可导致荨麻疹。

❹ 药物因素。如血清、青霉素、呋喃唑酮、磺胺、奎宁、阿司匹林等。

❺ 其他因素。冷、热、日光、摩擦、精神因素、系统性疾病等可诱发荨麻疹。

● 操作方法

取神门、肺、肾上腺、内分泌、交感、大肠等耳穴。每次取一侧耳穴，两耳交替使用。耳郭常规消毒后，用耳毫针对准所选穴位刺入，用强刺激泻法捻转，留针30分钟，每10分钟行针1次。每日针1次。5次为一个疗程。

第八节 斑 秃

斑秃亦称"圆形脱发"，是一种头部突然发生圆形或椭圆形、非炎症性脱发，无明显自觉症状的常见皮肤病。本病可发生于各年龄段，但以青年人患病较多，男女皆可发病，常在劳累过度、睡眠不足或刺激后发生。俗称"鬼舐头""鬼剃头"等。中医称为"油风"。

中医认为，本病与气血双虚、肝肾不足、血瘀毛窍有关。发为血之余，气虚则血难生，毛根不得濡养，故发落成片；肝藏血，肾藏精，精血不足则发无生长之源；阻塞血路，新血不能养发，故发脱落。

辨证分为：

❶ 肝郁血瘀。表现为肝脾肿大、胸胁胀痛、气滞胸闷、舌质紫暗或有瘀斑、脉弦细。

❷ 心脾气虚。表现为失眠、多梦、头晕、舌淡、苔少、脉细。

❸ 肝肾不足。表现为腰背痛、头眩耳鸣、阳痿、口干、舌红苔薄、脉弦细。

❹ 湿热内蕴。表现为大便秘结、脘腹疼痛、小便短赤、苔黄腻、脉弦细。

斑秃可反复发作或边长边脱落，重者脱发持续进行或迅速发展，脱发区彼此相互融合，逐渐形成大片状的脱发，若头发全部脱落，称为"全秃"。若头发、眉毛、睫毛、胡须、腋毛、阴毛等所有毛发均脱落，称为"普秃"。病程可持续数年，斑秃患者绝大多数可以自愈。

●操作方法

取头颈部风池、百会、风府、头维、阿是穴，背部肾俞、肝俞穴，上肢部合谷穴。按摩者拿刮痧板蘸刮痧介质由上而下顺序刮拭，头部宜轻柔，背部及上肢可采用重手法刮拭。

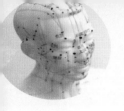

第九节 手 癣

手癣是发于手部皮肤浅部的真菌病。临床表现为掌指间平滑皮肤出现水疱、脱皮、糜烂、皲裂，自觉瘙痒。成年人多见，好发于夏季，气候温暖、潮湿的地区发病率高。中医称为"鹅掌风"。

中医认为，本病或因接触病者浴盆、毛巾、鞋袜等用品，致使毒邪沾染，郁阻皮肤，久则脉络瘀阻，气血不荣肌肤而发病；或由于外感湿热，湿毒之邪壅滞皮肤。现代医学认为，本病是由于感染红色毛癣菌、须癣毛癣菌和絮状表皮癣菌等引起。

●操作方法

取阿是穴。用75%酒精由内向外消毒患部，持皮肤针叩刺患处，至局部皮肤潮红、微出血，并尽可能使周围的小疱刺破，后用碘酊自内向外消毒。3日1次，5次为一个疗程。皮损处注意保护，避免感染。

养生建议

❶ 皂角刺30克，食醋250毫升，用水浸泡24小时后，再浸泡患手，每日1次，每次30分钟，连用7天。

❷ 黄柏、土茯苓各30克，水杨酸50克，基甲酸15克，冰片5克。共研末，加凡士林50克，混合调匀即成药膏。用温水浸泡15分钟，去净皮屑，涂药膏，消毒纱布覆盖，用绷带严密包扎。每隔3天用药1次。一般用药5~7次即愈。本方对指掌皮肤角化干裂、奇痒有效。

❸ 黄柏30克，炒炭存性，贯众15克，复合维生素B 30片，共研末，加复方鱼肝油软膏50克，混合调匀即成药膏。用法同上，一般用药3~5次可愈。

第十节 腋 臭

腋臭，俗称"狐臭"，是腋窝部发出的特殊臭味。夏季或汗出时更为明显，多在青春期发病。本病中医称为"体气"。腋下发生特殊臭气，天热汗多则更严重，同时伴有色汗，以黄色多见。患者在不出汗时几乎无气味发生，冬季气味减轻，夏季明显。

中医认为，本病或由于先天禀赋所致；或由于过食肥甘厚腻，湿热蕴郁于内；或由于天热汗多，泄出不畅，致湿热污垢，酿成秽浊之气。

现代医学认为，顶泌汗腺所分泌的汗液除水分外，还有蛋白质和脂质。由于腋窝多毛和皱褶，容易滋生细菌，细菌分解了顶泌汗腺分泌的有机物，产生不饱和脂肪酸及氨而发出臭味。因顶泌汗腺的发育受内分泌的影响，故多在青春期才开始发生，到老年时候可减轻或消失。腋臭的发生与遗传因素也有一些关系。应以清热利湿、疏通化浊为主要方法。

● 操作方法

❶ 取阿是穴（腋下）。

❷ 剃去腋毛，用艾条在阿是穴部位用温灸法或雀啄灸法，每日1次，每次15~20分钟，10次为一个疗程。

养生建议

❶ 用桃叶50克、南瓜叶50克，捣烂后敷患处，每日2~4次。

❷ 将食盐炒热后，装入纱布袋内，扎好，趁热反复摩擦双腋窝约5分钟，每日1次，连用5天。

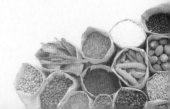

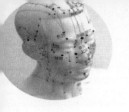

第十一节　硬皮病

硬皮病是一种结缔组织疾病，分局限性和系统性两种类型，前者主要表现为局限性皮肤硬化；后者除皮损外，还可累及内脏器官。胃肠道受累可有食欲下降、腹痛、腹胀、腹泻与便秘交替等。心脏受累可见气急、胸闷、心绞痛及心律失常，严重者可致左心或全心衰竭。肺部受累可表现为呼吸困难和中度咳嗽。肾脏受累可发生硬化性肾小球肾炎，出现慢性蛋白尿、高血压等。可以选择拔罐疗法。

●操作方法

① 背部：大椎、肺俞、膈俞、脾俞、命门、肾俞穴。

② 腹部：气海、关元穴。

③ 下肢部：足三里穴。

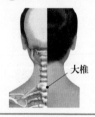
大椎

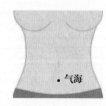
气海

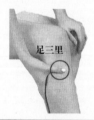
足三里

养生建议

乌头桂枝汤治疗硬皮病

方剂：制川乌、制草乌、桂枝、防己、当归、桑寄生、牛膝、玄参各9克，羌活、独活各4.5克，秦艽、防风各6克，伸筋草、连翘、黄芪各12克，白芥子1.5克。

加减：雷诺氏症明显者减玄参，加附子、丹参、白薇、贯众；咳嗽者加麻黄、前胡、桔梗；尿蛋白阳性者加白术、黑豆、玉米须、薏苡仁根；肝脏损害者加黄芩、丹皮、香附。

制用法：遵医嘱水煎服，每日1剂。

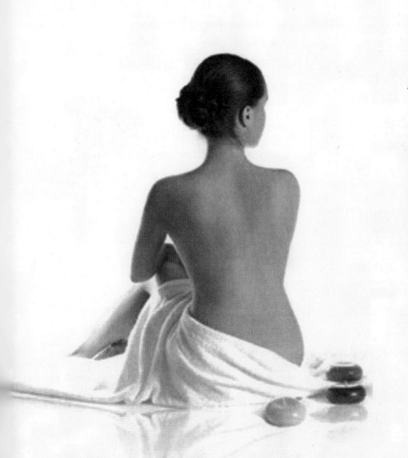

第十章　妇科疾病穴位调理法

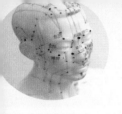

第一节　内分泌失调

很多女性不得不面临这样的问题：好好的皮肤突然出现黄褐斑，肥胖总在不经意间造访，身体的某些敏感部位会出现肿块……其实这都是人体生理机能的调控者——内分泌在作怪。

人体的内分泌系统分泌各种激素，和神经系统一起调节人体的代谢和生理功能。正常情况下各种激素是保持平衡的，如因某种原因使这种平衡打破了（某种激素过多或过少）就会造成内分泌失调，引起相应的临床表现，如肌肤干燥、暗淡无光，月经紊乱、带下异常，乳房松弛，局部肥胖，失眠多梦，情绪波动、烦躁忧虑。内分泌失调不仅仅影响容貌，也时刻威胁着女性的健康。

●操作方法

按摩三焦经，以保证身体正常运行。三焦经的循行路线，是从无名指外侧指甲旁边1厘米开始，然后顺着手背、胳膊的背部上头到耳旁绕一圈，最后到眉毛旁边。

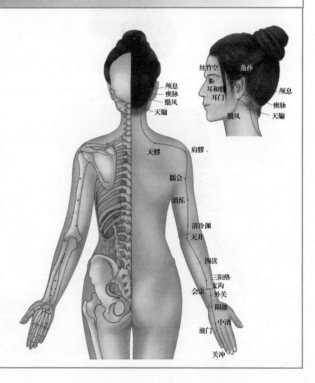

第二节 闭 经

月经是性成熟女性的一种正常的生理现象，因多数人是每月出现一次而称为"月经"，它是指有规律的、周期性的子宫出血。但若女性年龄超过18岁，仍无月经来潮（除暗经外）；或已形成月经周期而又中断达3个月以上者（妊娠、哺乳期或绝经除外），则是患上了闭经。临床兼见形体瘦弱，面色苍白，头昏目眩，精神疲倦，腹部硬满胀痛，大便干燥，忧郁恼怒等症。中医将闭经称为"经闭"，多由先天不足，体弱多病，或多产房劳，肾气不足，精亏血少；大病、久病、产后失血，或脾虚生化不足，冲任血少；情态失调，精神过度紧张，或受刺激，气血瘀滞不行；肥胖之人，多痰多湿，痰湿阻滞冲任等引起。现代女性由于生活、工作压力过大，以及创伤、手术等，也可引起月经不调，甚至闭经。

●操作方法

女性在闭经后，千万不要紧张，要每天坚持按揉关元、气海、三阴交、足三里、血海等穴位。

病人仰卧位：

❶ 点按关元、气海、三阴交、足三里、血海穴，每穴约1分钟。

❷ 摩法。按摩者两手掌指相叠，以肚脐为中心，沿着升、横、降结肠，按顺时针方向按摩5分钟，以腹部有热感为宜。

❸ 拿提法。按摩者两手掌指着力，分别置于腹部两侧，自上而下、自外向内沿任脉将腹部肌肉挤起，然后两手交叉扣拢拿提，反复施术7次。

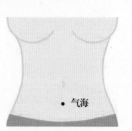

·气海

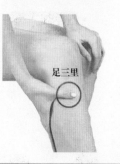

足三里

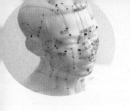

第三节　更年期综合征

　　更年期是每个女性都要经历的一个过程，在这段时间内会出现一系列躯体及精神心理症状，只是有的人症状明显，有的人症状轻微。

　　现代医学认为，更年期综合征是人体雌激素分泌开始减少造成的，因为身体的各个器官不适应，于是出现了心烦、莫名其妙地发脾气，容易急躁、失眠、盗汗、莫名其妙地想哭、月经减少、性功能下降等症状。中医认为这是阴虚造成的，因为人过40岁，阴气自半，而女性以血为本，有经、带、怀孕、生产等，都离不开血，血也属于阴，阴气减少一半，人就进入更年期了。更年期阴虚涉及的脏腑比较多，其中最主要的是肝阴虚。

　　部分女性在更年期会出现一些与性激素减少有关的特殊症状，如早期的潮热、出汗、情绪不稳定、易激动等。晚期因泌尿生殖道萎缩而发生的外阴瘙痒、阴道干痛、尿频急、尿失禁、反复膀胱炎等，以及一些属于心理或精神方面的非特殊症状，如倦怠、头晕、头痛、抑郁、失眠等，统称为"更年期综合征"。

　　多数女性能够平稳地度过更年期，但也有少数女性由于更年期生理与心理变化较大，被一系列症状所困扰，影响身心健康。因此每个到了更年期的女性都要注意加强自我保健，保证顺利地度过人生转折的这一时期。

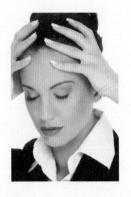

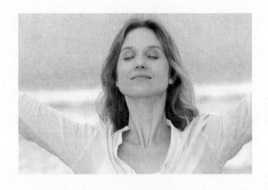

❶ 自我保健的较佳方法就是按压三阴交穴。

❷ 三阴交穴位于内踝上3寸处，胫骨后缘。女性朋友对于这个穴位应该予以高度重视，经常对它进行刺激，可以治疗月经不调、痛经等妇科常见病症。

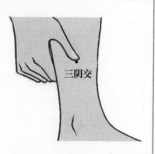

三阴交

❸ 穴位按摩也要着眼于整体的阴阳调和，要每天坚持按揉太溪、太冲穴。

❹ 太冲穴要从后向前推按，每次单方向推100次；太溪穴顺时针按揉，每天早晚2次，每次2分钟。

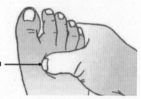

太冲

养生建议

在饮食上，对于更年期有头昏、失眠、情绪不稳定等症状的女性，要选择富含B族维生素的食物，如粗粮（小米、麦片）、豆类和瘦肉、牛奶。牛奶中含有的色氨酸，有镇静安眠的功效；绿叶菜、水果含有丰富的B族维生素。这些食物对维持神经系统的功能、促进消化有一定的作用。此外，要少吃盐（以普通盐量减半为宜），避免吃刺激性食品，如酒、咖啡、浓茶、胡椒等。

远离更年期就是要从人的整体上调节阴阳，使它们重新达到平衡。

所有处于更年期的女性朋友可遵医嘱服用两种药：逍遥丸和六味地黄丸。逍遥丸可以养血调经，六味地黄丸是滋补肾阴的药，两种药合用可以调节内分泌，一般服用半个月就有明显的效果。

另外，处于更年期的朋友一定要多和人交流，不要钻牛角尖。家人也要对其给予更多的关心。中医里面有一个词叫"肝郁气滞"，更年期的时候，情绪不好，比较郁闷，这叫"肝郁"，然后导致"气滞"。而"气滞"就会"发酵"，叫"气郁化火"，其实也叫"肝郁化火"，就是因气血不流畅了，导致堆积"发酵"、生热了。而热又会耗伤阴津，这样更加重了原有的肝肾阴虚。所以，保持心情豁达也是处于更年期的朋友一定要努力做到的。

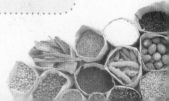

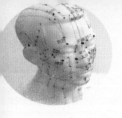

第四节 痛 经

　　女人如花，月经是花期的标志，也是健康的"晴雨表"，伴随着女人一生中最美好的年华，如期而至的月经让人感觉踏实、身心舒服。但是，痛经也令众多女性承受着难以言说的痛苦。凡在行经前后或在行经期间出现腹痛、腰酸、下腹坠胀和其他不适，影响生活和工作者称为"痛经"。疼痛一般位于下腹部，也可放射至背部和大腿上部。痛经分为原发性和继发性两种，前者是指生殖器官无实质性病变引发的痛经，后者是由于生殖器官某些实质性病变引起的痛经。一般认为，子宫过度收缩是产生原发性痛经的主要原因。对于前一种痛经，目前还没有理想的治疗方法，但通过按压穴位能缓解因痛经带来的痛苦。

●操作方法

　　❶ 当痛经发作比较剧烈，疼痛难忍时，应按压气海穴。气海穴在肚脐正下方1.5寸的地方，再下边是关元、中极穴。这三个穴位对于痛经都有抑制作用。

　　❷ 待疼痛感有所缓解后，可进行腹部按揉。

　　❸ 自上腹部至下腹部，又从下腹部至上腹部来回抚摸。当将腹壁抚摸得有明显的松弛度时，再从右下腹开始向上、向左，再向下顺时针方向按摩，如此反复。

　　❹ 在进行上述按摩的同时，或在此之后，可以拳或掌有节奏地敲击骶部，使震动力传至骨盆区内的脏器。

　　❺ 在足底与足临泣穴相对的地方有一个调经穴，刺激它也可以治疗痛经。调经穴并不难找，按压的方法也很多。一般来说，自我按压时多用拇指；而为别人按压时，除了拇指外，也可用食指指面或关节。另外，用保健锤代替手指进行按压，不仅省力，效果也格外好。

第五节　经期头痛

有的女性朋友每次月经快来的时候就会头痛，而且非常严重，给其造成恐惧心理。其实，经前期出现头痛，是经前期综合征的症状之一。症状可在经前7~14天开始出现，经前2~3天加重，经期内症状明显减轻或消失。

从中医角度讲，经期出现头痛的原因主要是气血亏虚、经络不畅，因为有些女性本身体质较差，经前或经后气血会更虚，头脑营养跟不上，所以就会出现头痛。可见，要想避免经期头痛，最根本的办法就是补充气血。

● 操作方法

❶ 补充气血最好是按揉足三里、太阳和印堂这三个穴位。

❷ 足三里穴是阳明胃经的合穴，其矛头直指头痛，只要每天坚持按揉足三里穴就能达到抑制头痛的目的。除了按揉足三里穴，还要按揉太阳穴和印堂穴。

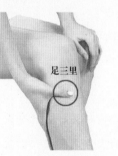

足三里

❸ 建议每天早上7~9点按揉或艾灸两侧足三里穴3分钟。月经前7天开始，分别推前额，按揉太阳穴和印堂穴2分钟，直至月经结束，在这段时间内最好不要吃生冷食物。

❹ 中医认为，公鸡、螃蟹、虾等食物能动风而使肝阳上亢加剧头痛发作，所以饮食要力求清淡、新鲜，避免辛辣、刺激之品。控制自己的情绪，保证充足的睡眠，防止过度劳累，这对预防本病的发作有重要的作用。

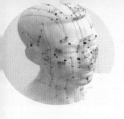

第六节　经期五心烦热

　　经期发热，是阴虚火旺所致，实质是身体阴液不足。阴虚内热反映在胃火旺，能吃能喝，却怎么也不胖，虽然看起来瘦瘦的，但是形体往往紧凑精悍，肌肉松弛。阴虚的人还会"五心烦热"：手心、脚心、胸中发热，但是体温正常。而且阴虚之人常见眼睛、关节、皮肤干燥涩滞，口唇又红又干。舌苔比较少，脉象又细又快。这种体质的人情绪波动大，容易心烦，或压抑而又敏感，睡眠时间短，眼睛比较有神。

　　如果是阴虚体质，加上月经期间阴津（血）大量流失，导致身体更虚，不能敛阳，阳气浮在表面上，所以"五心烦热"；阴虚津少，滋润不足，就老觉得口发干，想喝水；同时，阴虚则热胜，火热煎熬阴血，使得月经偏少。

●操作方法

　　补阴要用肾经的原穴太溪穴，它在内踝尖后的凹陷处，与人体的元气相通。《针灸甲乙经》说：热病烦心，就是指阴虚火旺引起的虚热。降虚火要选照海穴。它既是肾经的穴位，同时又是八脉交会穴，上连脑下连肾，可以引上炎的虚火下行。具体位置在内脚踝下的凹陷处。感觉身体不适的女性可在每天下午5~7点按揉两侧太溪穴和照海穴各3分钟，再用手指从太溪穴经照海穴推10次左右。

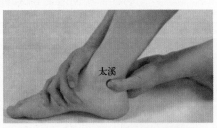

太溪

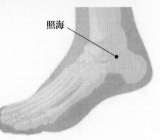

照海

第七节　经期腹泻

有的年轻女性在经期还会出现腹泻的情况，一天上好几趟厕所，有时脸也会水肿，让爱美的女士们苦恼不已。

中医认为，出现这些状况是脾气虚的缘故，尤其年轻的女孩子比较常见，因为处于这个年龄段的女孩子为了保持身材常常会节食减肥，常吃一些青菜、水果之类的食物，而远离肉类和主食，时间长了就会使脾虚寒，当来月经的时候，气血就会充盈冲脉、任脉，脾气会变得更虚。因为脾是主运化水湿的，脾不能正常工作了，那么水湿也会消沉怠工，不好好工作，也就不能正常排泄了，所以就会出现腹泻，如果泛滥到皮肤就会出现脸部水肿。

●操作方法

要想经期不腹泻就要补脾气，而补脾气较好的办法就是灸脾俞穴。脾俞穴位于人体的背部，在第十一胸椎棘突下，左右旁开两指宽处。每天坚持灸此穴3分钟就能缓解经期腹泻的症状。灸此穴最佳时间是在早上7~9点。另外，除了采用艾灸法外，还可以用拔火罐的方法，每天拔脾俞穴5分钟，可以收到同样的治疗效果。

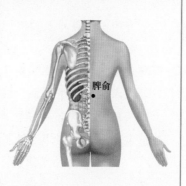

脾俞

养生建议

治疗经期腹泻，应以健脾止泻为主，调经为辅。脾虚为主者可服用健脾丸或参苓白术丸；肝郁型者可服用痛泻要方；肾虚者需服用四神丸，同时配以一些食疗的方子在经前期食用。体质偏寒的人，可用生姜5片、红糖30克，水煎后，分2次服用，持续3天；脾虚泄泻者可用白扁豆60克、红枣60克、黑糯米适量，煮粥食用；肾虚者可用淮山药50克、糯米适量，煮粥食用。药物使用应遵医嘱。

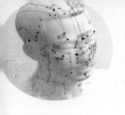

第八节　月经不调

月经不调是指月经的周期、经期和经量发生异常的一组月经病的总称，包括月经先期、月经后期、月经先后无定期、月经过多、月经过少、经期延长及经间期出血等。其主要病因病机是脏腑、冲任、气血失调，胞宫藏泻失常，其病位在冲任、胞宫，主要涉及肾、肝、脾三脏。月经先期、月经先后无定期伴有月经过多、经期延长，若不治或失治者，可发展为崩漏；月经后期如伴有月经过少，治疗不及时，可发展为闭经。另外，育龄期妇女月经不调若延治误治，可导致不孕、流产等，故应及时进行治疗。治疗应以补肾健脾、疏肝理气、调理气血为主，同时应根据月经周期各阶段阴阳气血的变化规律而灵活用药。

对症穴位分析

月经不调需涉及血海、三阴交、足三里穴。

血海，顾名思义，主要治疗与血有关的病症，可以健脾益气，调理血脉。脾的功能恢复了，气血理顺了，月经自然就规律了。

血海穴在膝关节内上方。膝盖弯曲，以手掌覆住膝盖，手指向上（头的方向），自然张开，拇指下即是血海穴。用拇指按揉，力量稍微大一些，以产生酸胀感为宜。

三阴交，脾经穴位，并与肝、肾二经交会，既可以健脾，又可以调理肝、肾，从而调节月经，因为这三个脏器都和月经有着密切的联系。

三阴交穴在小腿内侧，内脚踝往上3寸，也就是四横指。用拇指按揉，注意此处肌肉少，力量不用太大，有酸痛的感觉就可以了。

足三里，是胃经的穴位，又是胃之下合穴，"合治内府"，所以对跟胃有关的问题都能解决。《黄帝内经》中有"胃病者，腹胀……饮食不下，取之三里也"之说，可以治疗胃胀、消化不良、食欲不佳等胃部病症。

足三里穴在小腿前外侧，弯腿的时候，把四指并拢放在膝盖下，小腿骨外侧一横指即是。用拇指按揉，力量稍大，必须有酸胀、发热的感觉才行。

● 操作方法

从月经前7天开始直到月经结束，每天睡前按揉血海、三阴交、足三里穴各2分钟。

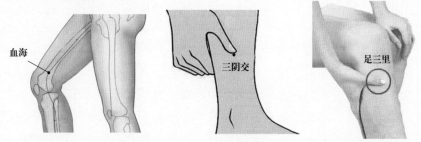

除了上面的方法外，再推荐肾虚引起月经不调的调理方法。肾虚的女性平时可用按摩法养肾：

❶ 搓擦腰眼：两手搓热后紧按腰部，用力搓30次。"腰为肾之府"，搓擦腰眼可疏通筋脉，增强肾脏功能。

❷ 揉按丹田：两手搓热，在下丹田按摩30~50次。此法常用之，可增强人体的免疫功能，起到强肾固本、延年益寿的作用。

养生建议

❶ 月经时常早来的人，应少吃辛香料，少吃肉、葱、洋葱、青椒，多吃青菜。

❷ 月经总是迟来，宜少吃冷食。经期第一、二天最好吃姜炒鸡肝或猪肝，多服用补血的食品。

❸ 月经前烦躁不安、便秘、腰痛者，宜大量摄食促进肠蠕动及代谢之物，如生青菜、豆腐等，以调节身体之不均状态。

❹ 月经来潮中，可摄食动物肝脏等，以维持体内热量。此时，可多吃甜食，油性食物及生冷食物皆不宜多吃。

❺ 月经后容易眩晕、贫血者，在经前可摄取姜、葱、辛香料等；在经后宜多吃小鱼以及多筋的肉类、猪牛肚等，以增强食欲，恢复体力。

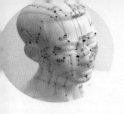

第九节　经期头晕

　　每次月经一来，就会头晕、恶心、想吐，经期一过，就恢复正常了，相信很多女性都有过类似的体会。其实，经期头晕也是经前期综合征的症状之一，这是由于体内的痰浊阻碍了冲任气血的运行造成的。

　　如果居住的地方比较潮湿，或者喜欢吃甜食、油腻的东西的人，体内就容易有痰浊。痰浊过多就会阻碍气血在体内的流通。经前的几天里，正是冲脉运行旺盛的时候，而如果痰浊堵住了通道，不让气血出去，就会使更多气血聚积在一起，该升的不升，该降的不降。清气不升，头少了支撑，所以头晕头重；胃气下降，食物没法消化，所以肚子发胀。冲脉气血被锁住了，月经来源不足，所以量少颜色淡，周期长。

●操作方法

　　改善经期头晕的较佳办法就是除去痰浊，坚持使用百会、丰隆和膻中这三个穴位就可以了。

　　百会穴的位置、功能在前面已经详细介绍过了，这里只要记住每天早上起床后，将两手食指重叠起来，用力按压百会穴2分钟，就可以达到缓解经期头晕的目的了。

　　丰隆穴位处胃经下部，有联络脾胃二经各部气血物质的作用，故为足阳明络穴。它能使脾气升、胃气降，一升一降，气就流通了，所以丰隆穴是化痰祛浊的第一穴，有"凡有痰聚，必补丰隆"之说。丰隆穴的位置，在外脚踝和膝盖的中间，距离小腿胫骨两横指处，每天早上7~9点艾灸此穴3分钟即可。

　　膻中穴在体前正中线，两乳头中间。属于任脉，也是气会、心包的募穴。《普济方》上说："膻中主气。"因此，膻中穴是宗气会积之所，能调整全身的气。如果气不顺时，用手指按压膻中穴会很疼。要想除湿祛痰，就要坚持每天晚上7~9点按揉膻中穴2分钟，三穴同时发挥作用，经期头晕也就不会再"缠"着你了。

第十节 子宫脱垂

子宫脱垂是妇科的一种常见病。子宫从正常位置沿阴道下降，宫颈外口达坐骨棘水平以下，甚至子宫全部脱出于阴道口以外，称为"子宫脱垂"。子宫脱垂常伴有阴道前壁和后壁膨出，患者自觉会阴处有下坠感，阴道有肿物脱出。中医称为"阴挺""阴颓""阴菌""阴脱"等，因其多发生在产后，故又有"产肠不收""子肠不收"之称。

● 操作方法

子宫脱垂患者每天坚持按揉足三里穴3分钟，艾灸百会、关元穴15分钟，3个月以后，就可以缓解本病带来的痛苦和不便。

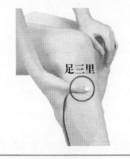
足三里

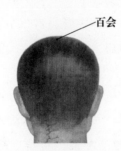
百会

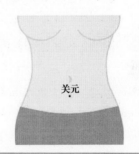
关元

养生建议

① 注意卧床休息，睡时宜垫高臀部或足部。

② 产后不要过早下床活动，特别不能过早地参加重体力劳动。

③ 避免长期站立或下蹲、屏气等增加腹压的动作。

④ 及时治疗慢性气管炎、腹泻等增加腹压的疾病。

⑤ 哺乳期不应超过两年，以免子宫及其支持组织萎缩。

⑥ 适当进行锻炼，提高身体素质。

⑦ 增加营养，多食有补气、补肾作用的食品，如鸡、山药、扁豆、莲子、芡实、泥鳅、韭菜、大枣等。

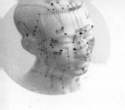

第十一节　功能失调性子宫出血

　　功能失调性子宫出血，简称"功血"，是指内外生殖器无明显器质性病变，由于神经内分泌系统调节紊乱而致月经周期紊乱、经量过多、经期延长，甚至不规则阴道流血，属中医"崩漏"范畴。主要表现为月经周期紊乱，经期延长，出血量多。经血量多，暴下如冲者为"崩"；经血淋漓不尽，持续出血者为"漏"。

　　经血量多，骤然下血，或淋漓不断，色淡质稀红。伴神疲气短，面色光白无华，舌淡白，脉沉弱。

　　中医认为，其病因为虚、热、瘀。青春期女性先天不足，肾气稚弱；更年期肾气渐衰，房劳多产或不当之手术伤肾；久病及肾，肾气虚则封藏失司。其病机为冲任损伤，不能约制经血，按压疗法可根据不同病症表现选取组穴。

● 操作方法

　　按压穴位疗法： 取任脉、足太阴脾经穴进行治疗。

　　按压手法要求： 力度逐渐加大，动作平稳和缓，抵患处或穴位深处，每穴按压时间稍长，可持续按压30~60秒，并可逆时针揉动，穴下刺激感要小，以达补虚祛病之效。

　　选用穴位：关元、隐白、脾俞、足三里、三阴交。

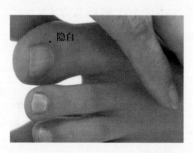

隐白

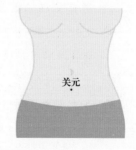

关元

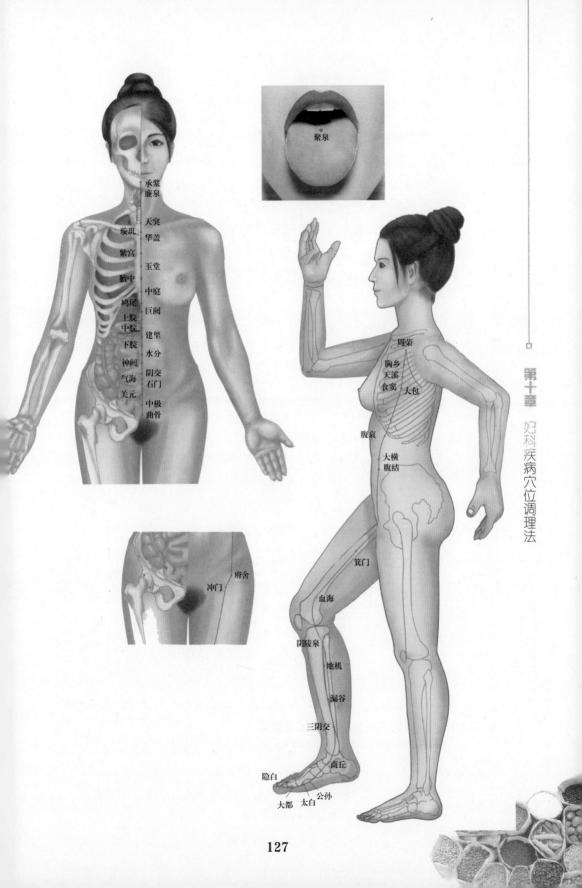

承浆
廉泉

天突
华盖
玉堂
中庭
巨阙
建里
水分
阴交
石门
中极
曲骨

璇玑
紫宫
膻中
鸠尾
上脘
中脘
下脘
神阙
气海
关元

聚泉

周荣
胸乡
天溪
食窦
大包

腹哀
大横
腹结

箕门

血海

阴陵泉
地机
漏谷
三阴交
商丘
隐白
大都 太白 公孙

府舍
冲门

127

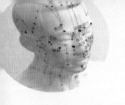

第十二节　慢性盆腔炎

盆腔炎是一种较为常见的妇科疾病，大多是因为个人卫生、不洁性交等引起的。盆腔炎分急性盆腔炎和慢性盆腔炎。急性盆腔炎表现为：下腹疼痛、发热，如病情严重，可有高热、寒战、头痛、食欲不振等。急性盆腔炎不适宜用穴位疗法，在此不做赘述。

慢性盆腔炎表现为：低热，易疲乏，病程较长，有神经衰弱症状，如精神不振、周身不适、失眠等，还有下腹部坠胀、疼痛及腰骶部酸痛等症状。病情常在劳累、性交后及月经前后加剧。此外，患者还可出现月经增多和白带增多的现象。

● 操作方法

慢性盆腔炎可以通过穴位特效疗法来缓解和治疗，具体方法是：

患者仰卧，双膝屈曲，先进行常规腹部按摩数次，再点按气海、关元、血海、三阴交各穴30秒，然后双手提拿小腹部数次。痛点部位多施手法。

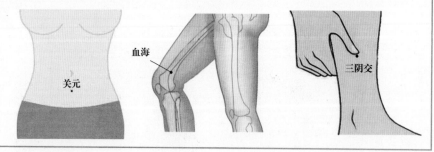

关元　血海　三阴交

养生建议

❶ 注意个人卫生。加强经期、产后及流产后的个人卫生，勤换内裤及卫生巾，避免受风寒，不宜过度劳累。

❷ 多吃清淡的食物。多食有营养的食物，如鸡蛋、豆腐、赤豆、菠菜等。忌食生、冷和刺激性的食物。

❸ 经期避免性生活。月经期忌房事，以免感染。最好用消毒卫生巾。

第十三节 乳腺增生

乳腺增生是女性常见、多发病之一，多见于25~45岁女性，其本质上是一种生理增生与复旧不全造成的乳腺正常结构的紊乱，症状是双侧乳房同时或相继出现肿块，经前肿痛加重，经后减轻。在我国，囊性改变少见，多以腺体增生为主，故多称乳腺增生症。

造成乳腺增生的原因很复杂，专家们的看法也不完全一致，但有两个因素是大家都比较认同的。

一个是内分泌紊乱。如果女性体内卵巢分泌的激素量不太正常，就容易出现这种疾病。内分泌紊乱的表现还有月经量过多或过少、经期不是很准确等。

另外一个重要的因素就是精神因素。现代女性工作和生活的压力都很大，一些女性因而出现由精神因素引发的内分泌失调、自主神经紊乱、睡不好觉、脾气暴躁，这些都会对乳腺产生不良影响。

●操作方法一

推抚法：患者取坐位或侧卧位，充分暴露胸部。按摩者先在乳房上撒些滑石粉或涂上少许液状石蜡，然后双手全掌由乳房四周沿乳腺管轻轻向乳头方向推抚50~100次。

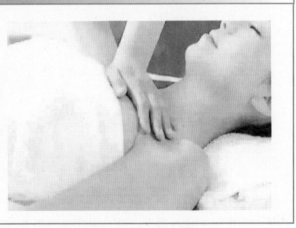

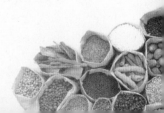

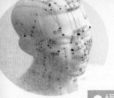

● 操作方法二

揉压法：以手掌上的小鱼际或大鱼际着力于患部，在红肿胀痛处施以轻揉手法，有硬块的地方反复揉压数次，直至肿块柔软为止。

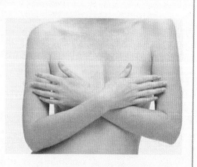

● 操作方法三

揉、捏、拿法：以右手的五指着力，抓起患侧乳房部，施以揉捏手法，一抓一松，反复施术10~15次。用手轻轻将乳头揪动数次，以扩张乳头部的输乳管。

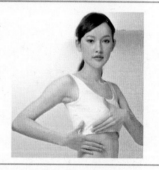

养生建议

❶ 防止乳腺增生除了按摩预防之外，还要注意改变生活中的一些环境行为因素，从根本上防止乳腺增生的进一步发展。如调整生活节奏，减轻各种压力，改善心理状态；注意建立低脂饮食、不吸烟、不饮酒、多活动等良好的生活习惯；注意防止乳房部的外伤。

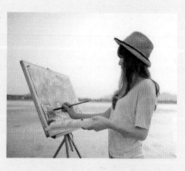

❷ 乳腺增生对人体最大的危害莫过于心理的损害，因缺乏对本病的正确认识，过度紧张刺激、忧虑悲伤，造成神经衰弱，会加重内分泌失调，促使增生症的加重。故应解除各种不良的心理刺激。心理承受能力差的人更应注意少生气，保持情绪稳定，开朗的心情有利于早日康复。

第十四节　孕期呕吐

一般来说，孕妇在怀孕初期（1~3个月）常会出现恶心、呕吐等反应，特别是在清晨或晚上易出现轻微的呕吐，也有的孕妇呕吐很严重，此谓"妊娠反应"。有不少人认为，孕妇不吃东西或少吃东西就可以防止恶心、呕吐，还有的孕妇因怕呕吐就不想进食。实际上不进食不但不能减轻呕吐，而且还会使孕妇缺乏营养供给，对母亲和胎儿都不利。有的孕妇除了呕吐外，还有饮食习惯的改变，如喜欢吃酸性食物，厌油食，嗅觉特别灵敏，嗅到厌恶的气味后即可引起呕吐。

妊娠的时候，为了肚子里的宝宝，孕妇的阴血都下行到冲任养胎，导致冲气偏盛，脾胃气血偏虚，胃气虚不能向下推动食物，反而会跟着冲气往上跑，所以不想吃东西，甚至厌食，营养跟不上就会发生头晕、浑身无力的症状。

●操作方法

❶ 孕妇要想不呕吐，吃得香，睡得好，最好健脾胃，把胃气拉下来，而健脾胃较好的办法就是按揉足三里、内关和公孙穴。

❷ 足三里是胃的下合穴，跟胃气是直接相通的，按揉这里可以将胃气往下导。所以，平时用手指按揉或者艾灸足三里穴都可以。

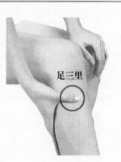

足三里

❸ 内关是手厥阴心包经的络穴，按揉它能使身体上下通畅。内关穴位于前臂内侧正中，腕横线上方两横指、两筋之间。公孙是足太阴脾经的络穴，按揉它能调理脾胃，疏通肠道。肠道通畅了，胃气也就跟着往下走了，另外，跟公孙穴相通的冲脉正是妊娠呕吐的关键所在。公孙穴位于脚内缘，第一跖骨基底的前下方，顺着大脚趾根向上捋，凹进去的地方就是。

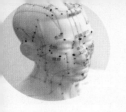

养生建议

❶ 建议每天早晨按揉足三里3分钟，下午5～6点按揉内关穴和公孙穴4~5分钟，长期坚持一定会有很好的效果。

❷ 另外，在饮食上，应以易消化、清淡为主，不应进食过于油腻、滋补的食物，以免增加胃肠的刺激。富含碳水化合物、蛋白质、维生素的食物应为首选，如粥、豆浆、牛奶、藕粉、新鲜的蔬菜水果等，可少食多餐，但要有规律。

❸ 控制室温，尽量使自己感到凉爽，可以减轻恶心的感觉。

❹ 用微波炉烹调，不仅食物较清淡，还可以最大限度地减少油烟等不良味道。如果没有微波炉，那么在煮饭时和就餐后，要保持空气流通，尽快散尽油烟和饭菜味道。

❺ 在手帕上滴几滴你不会感到恶心的味道（如柠檬），当闻到"难闻"的气味时应急使用。

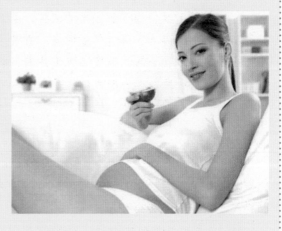

❻ 避免吃过于油腻、油炸、味道过重的食物，它会造成你恶心或心悸。

❼ 见到想吃的食物要马上吃，不要等到拿回家再吃。因为有可能等买回家之后，就不再想吃了。即便是再想吃的东西，也不要多吃，控制食量，会使自己的感觉好很多。

❽ 用餐前吃点咸的东西，这样可以调动食欲。

第十五节 产后缺乳

产后缺乳是指产妇分娩三天后，乳汁稀少或全无分泌。主要是由于母体体质虚弱、乳腺发育不良；或产妇厌食、挑食以及营养物质摄入不足，使乳汁分泌减少；或产妇过度恐惧、忧虑，通过神经系统影响垂体功能。气血虚弱者，可伴乳房松软、胃纳不馨、神疲乏力、头晕心悸等；肝郁气滞者，可伴乳房胀痛、胁胀胸闷、烦躁易怒等。

●操作方法

❶ 乳根穴属足阳明胃经，位于乳下1.6寸，即第五肋间隙乳头直下。该穴名意指本穴为乳房发育充实的根本，因此，此穴是治疗缺乳的要穴，针刺该穴可通经活络，行气解郁，疏通局部气血，促进乳汁分泌。不过，为安全起见，实施针刺疗法时一定要借助医师的帮助才行。

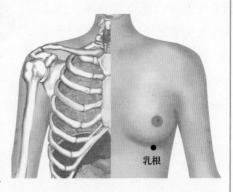

乳根

❷ 患者端坐，全身放松，医者用一手捏住患者右（或左）侧乳头，把乳房轻轻提起，取乳根穴。用2.5寸毫针，消毒后沿皮下徐徐向乳房中央进针1寸，用导气手法行针1分钟，使针感向四周放射后，退针至皮下；再将针尖向乳房内侧徐徐进针1寸，行针1分钟；再进1寸，行针1分钟，针感直达膻中穴，此时出现全乳房沉胀、满溢感，即可退针。

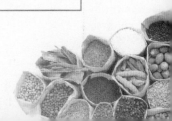

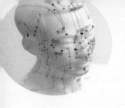

养生建议

❶ 适当活动，注意劳逸结合，促使气血流通。可做简单的体操，逐渐增加运动强度。

❷ 加强精神护理，畅情志，避恼怒，忌忧郁，尽量使心境保持平和，则肝气条达，疏泄有度，以致乳汁畅行。

❸ 注意保持良好的个人卫生习惯，保持乳头清洁，每次哺乳前用温开水清洗乳头。若发现乳房胀硬热痛且有块，可用青黛散或如意金黄散外敷。并注意及时用吸奶器将乳汁吸出。

❹ 乳汁缺少，宜加强饮食护理。饮食宜富有营养，忌食辛辣刺激助阳化火之品，并注意增加水分的摄取。属于气血不足者，可选猪蹄花生汤、鲢鱼汤等；属于肝郁气滞者，可选丝瓜桃仁糖浆。

❺ 除针刺疗法外，食疗对产后缺乳也有十分明显的治疗作用，因此，产后缺乳者在用穴位治疗的同时，也可进行饮食调理。如气血不足者，应多吃芝麻、茭白、猪蹄、鲫鱼等既有营养，又有通乳、催乳作用的食物；肝郁气滞者，应多吃佛手、麦芽、桂花、鸡

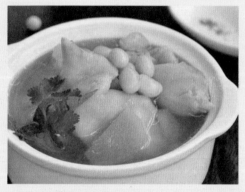

血、萝卜等具有疏肝理气、活血通络作用的食物。

❻ 产后缺乳者所选用的食品，最好能制成汤、羹、粥之类，一是易于消化吸收，二是多汁可以生津，以增乳汁生化之源。忌食刺激性食物，如辣椒、大蒜、芥末等，禁酒、浓茶、咖啡等饮料。

❼ 导气手法是一种徐入徐出、不具补泻作用的手法。进针至一定深度时，均匀缓慢地提插、捻转，上、下、左、右的力量、幅度、刺激强度相当。用导气手法可诱发出乳房自身的精气，增强乳汁分泌。此法对肝气郁结型见效快，疗效佳。

第十六节　妊娠水肿

有些孕妇在妊娠中、晚期会出现下肢水肿。轻者限于小腿，先是脚踝部，后来慢慢向上蔓延，严重的可引起大腿、腹壁或全身水肿。之所以出现这种情况，是由于怀孕后盆腔血液流到下腔静脉的血量增加，而增大的子宫又压迫了下腔静脉，使下身和下肢的血液回流受阻，因而下肢静脉压力升高，以致小腿水肿。

●操作方法

❶ 陷谷穴在脚背上第二、三趾骨接合部前方的凹陷处，按压此穴可以消除脸部水肿、脚背肿痛。如属全身性水肿，那就应尽快找医生查明原因。在积极进行治疗的同时，也可以用其他方法进行辅助治疗。

❷ 以中等力度手法做全身按摩，以促进全身血液循环。

❸ 对腰背部进行热敷。此方法可以促进肾脏血流量的增加，从而起到利尿消肿的效果。

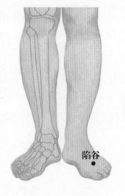

陷谷

养生建议

❶ 妊娠水肿者宜常吃赤小豆、鱼、冬瓜、黑豆、玉米须、牛奶、羊奶、鸡肉、鸭肉等营养丰富、补虚利水的食品。

❷ 黑鱼冬瓜汤

材料：大黑鱼1条约500克，冬瓜500克，调料适量。

制作：先将黑鱼洗净，冬瓜切块，同放入瓦锅里煮烂，再加少许葱白、大蒜，不加盐，煮熟后吃鱼喝汤。

功用：具有温肾利水安胎的作用，适用于肾阳虚型的妊娠水肿。

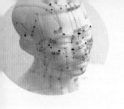

第十七节 乳房胀痛

有许多女性感到乳房胀痛，时轻时重，有的在月经前比较明显，触摸不到肿块，乳腺检查也没有发现肿块。但此时，已经是山雨欲来，处于中医所说的"气滞"的无形阶段。若任其发展，则可能由"气滞"而进一步发生"血瘀痰阻"，形成有形的"瘀结"。瘀结已成时，再去活血化瘀，难免会为时已晚。

"治未病"是中医重要的防治原则。乳房经常胀痛的女性，可以从经络方面调养，使之消于无形。

●操作方法

① 太冲穴是肝经的原穴，是排解郁闷，能让人心平气和的重要穴位。太冲穴对于爱生闷气、郁闷焦虑、乳房经常发胀的女性特别有用。有人称它是"消气穴"，十分形象。揉太冲穴时，从太冲揉到行间，效果更好。

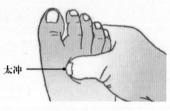

② 足三里穴是胃经的重要穴位，用拇指端按揉，每次1~3分钟，可以治疗神经衰弱、忧郁症、慢性胃炎等。作为一种保健方法，按揉足三里穴，不仅能健脾和胃，促使饮食的消化吸收，增强人体的免疫功能，而且还能消除疲劳，恢复体力，使人精神焕发，青春常驻。俗话说，"常按足三里，胜吃老母鸡"，就是这个道理。

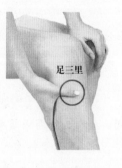

③ 乳房疼痛而有热感的，可用蒲公英30克，或夏枯草30克，煎汤送服；疼痛而有凉感的，经前胀痛明显的，可用月季花5克或玫瑰花5克或茉莉花5克或桂花3克，一日3次，煎汤送服。

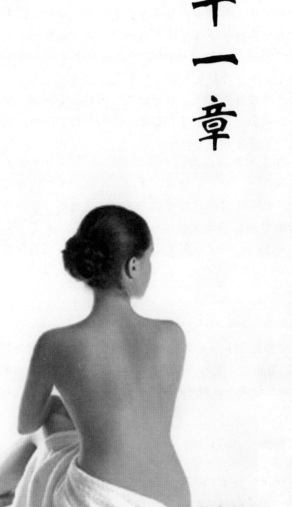

第十一章　男科疾病穴位调理法

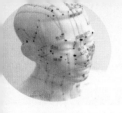

第一节 阳 痿

阳痿是指成年男性阴茎不能勃起或勃起不坚，不能进行正常的性生活的一种病症。阳痿有两种情况：第一种是对性生活缺乏兴趣或不关心，天生体力衰弱或因病激素失调，使性欲降低，导致"性趣"缺乏，比如有很多从事电脑工作的人产生了性功能障碍的现象。第二种是对性行为缺乏信心，原因是曾经性行为失败，丧失自信，或对性器官持有自卑感，其中也不乏因性机能障碍、受伤等引起的中枢神经损伤、药物中毒和糖尿病等所引起的阳痿。在这种情况下，必须尽早接受专科医师的治疗。

然而，绝大多数阳痿是因神经功能、精神、心理因素、不良嗜好及疾病等所致，如神经衰弱、手淫、房事过度、生殖腺机能不全、糖尿病、长期饮酒、过量吸烟、某些慢性虚弱性疾病及服用某些药物（如麻醉药、镇静药）等。中医分虚实，虚证多因肾气不足，命门火衰所致；实证或因肝郁，或因湿热，或因阳明经脉以及宗经闭阻所致。

●操作方法

阳痿穴位按摩的方法，主要是应用揉、搓、点刺的方式按摩，可按摩关元、三阴交、肾俞穴。也可点刺关元穴和三阴交穴。肾俞穴的按摩，可先搓热掌心，然后把两手放到肾俞穴上一上一下地擦动，通过擦的动作可以使肾俞穴发热。

养生建议

韭菜炒虾米：韭菜150克，鲜虾50克，炒熟佐膳或酒，每周2~3次，连食4周。用于命门火衰阳痿。

虾米煨羊肉：白羊肉250克（去脂膜，切成小块），虾仁25克，生姜5片，加水煮至肉熟，分3次服完。每周服1次，连服4周，有温肾壮阳之功。适用于阳虚体质的阳痿。

第二节 早 泄

早泄是指性交刚开始，男子勃起的阴茎尚未进入阴道或刚入阴道即已射精，随之阴茎软缩，不能正常进行性交。早泄的病因绝大多数为精神因素，如新婚蜜月、过度紧张或兴奋、过分疲劳、心情郁闷，夫妻关系不融洽，无端地怀疑自己的性能力低下等都可引起早泄；另有少数为器质性病变引起，如外生殖器先天畸形、包茎、阴茎炎、尿道炎、龟头或包皮的炎症、附睾炎、慢性前列腺炎等都可反射性地影响脊髓中枢，引起早泄。某种全身疾病，体质衰弱，也可以使性功能失调，出现早泄。

中医认为，精液的藏摄和疏泄是心、肝、脾、肾等脏器共同作用的结果，因此早泄的发生也与心、肝、脾、肾等脏器的功能失调有密切的关系。

● 操作方法

❶ 按摩治疗当以补益肝肾、益气固精为主，手法要使用补法。嘱患者取仰卧位，以掌根顺时针按揉神阙穴3~5分钟，然后以一指禅推法按摩关元、气海和中极三个穴位各2~3分钟，最后以手掌大小鱼际按摩其小腹，以温热为度；以拇指指腹顺时针按揉心俞、肝俞、肾俞和命门四个穴位各2~3分钟，以透热为度。

❷ 神阙、关元、气海和中极穴均为任脉的要穴，而精液在体为阴，受任脉支配，对以上穴位按摩，可刺激任脉发挥统领一身阴气的作用；按摩心俞穴可泻心火，抑制精室妄动，从而延缓射精的时间；按摩肝俞穴可使肝脏疏泄功能得到有效调控，因为肝气在射精过程中起着掌握精室大门钥匙的作用，控制着它的开合；肾俞和命门穴具有益肾助阳、强腰壮骨的作用，此二穴激发的肾气可加强固摄精液的力量，从而达到治疗早泄的效果。

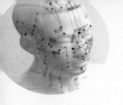

第三节 遗 精

遗精是指没有性交而精液自行外泄的一种疾病。古谓："有梦而遗精者，名为遗精；无梦而遗精者，甚则醒时精液流出者，称为滑精。"因系精液外泄，故统称"遗精"，为男科常见多发病。

遗精通常分为两种：一种是生理性遗精，是指进入青春期的男孩、未婚或婚后分居的男青年，无性交的射精。这大都属正常的生理现象。另一种是病理性遗精，比较复杂，诸多病因均可引起，如精神因素，由于对性的要求过分强烈，在睡眠前思淫引起性兴奋，长时间使性活动中枢神经受到刺激而造成遗精；局部病变，包茎、包皮过长、尿道炎、前列腺炎等，这些病变可以刺激性器官而发生遗精；此外体质虚弱，如大脑皮质功能不全，失去对低级性中枢的控制，而勃起中枢和射精中枢的兴奋性增强，也会发生遗精。中医认为，本病常见病机肾气不固、肾精不足而致肾虚不藏。另外，饮食不节、酗酒厚味，积湿生热，湿热下注也是重要成因。

● 操作方法一

两手掌相对，摩擦发热后，在腰部至骶尾骨上下推擦100次；然后用手指按压前臂的神门穴和足部的太溪、足三里穴各1分钟。

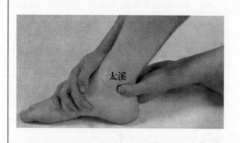

太溪

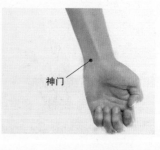

神门

● **操作方法二**

患者取仰卧位，以食指或中指按揉会阴穴，肾气不固用补法，湿热下注用泻法，按揉时做吸气提肛收腹动作，一张一弛，每次做20分钟，每日睡前1次，15次为一个疗程。

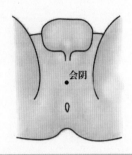

● **操作方法三**

按揉气海、脾俞、大赫、太溪、三阴交、翳明穴，拿按内关穴，掐、揉神门穴。此方法适用于梦中遗精、精神不振、睡眠不安者。

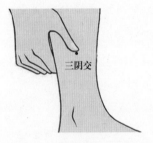
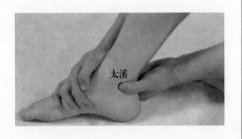

● **操作方法四**

按揉太溪、脾俞、气海、大赫、风池、肺俞、三阴交穴，摩擦大椎穴，拿按阴陵泉、阳陵泉穴。此方法适用于滑精、头昏目眩、耳鸣腰酸、畏寒肢冷者。按摩完以上穴位后，接着进行足部按摩。每天晚上泡脚后，按摩脚上的肾、肾上腺、输尿管、膀胱、甲状腺、脑垂体、心脏、腹腔神经丛反射区各3~5分钟，坚持两周，难言之隐即可改善。

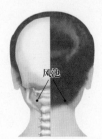
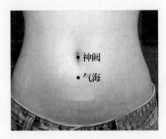

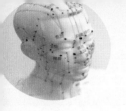

第四节　前列腺炎

前列腺炎是男性生殖器疾患中常见的疾病之一。发病年龄集中在20~50岁，是一种由感染引起的泌尿生殖系统炎症，常与附睾炎、精囊炎及尿道炎同时发病。临床上，急性前列腺炎颇似急性尿道感染，可有发热、尿频、尿急、尿痛、腰部酸胀等症状；慢性前列腺炎大多无明显发病原因，部分是由急性演变而来，可有排尿后尿道不适感，排尿终末可有白色黏液，继而可有尿频、尿滴、会阴部或腰部酸胀，尿道口可有白色分泌物流出，常伴阳痿、早泄、遗精，久之可致前列腺肥大等。本病属于中医的"劳淋""精浊""白浊"等范畴，认为多由湿热下注或肾气化不利而致。

慢性前列腺炎是男性人群中发病率比较高的疾病，会对男性的性功能和生育能力产生影响。中医认为，慢性前列腺炎与生活习惯、饮食习惯等有很大关系，由湿热、气虚等问题导致局部气血流通不畅引起。

养生建议

中极穴位于任脉，统领全身阴脉，发病日久，肝肾亏虚，多为阴虚，按摩中极穴可补一身阴气。秩边、肾俞和膀胱俞穴位于膀胱经，前列腺炎的诸多症状如尿频、尿急、尿痛，均与膀胱气化功能失常有关，通过这种四位一体的按摩方案，可做到补益肝肾、利水通淋双管齐下的作用。

另外，最简单的方法是每晚睡前静坐，自然呼吸5~10分钟，然后用右手中指按揉会阴穴100下。

同时，还可对足部相关穴位进行按摩。

每天晚上泡脚后，按摩脚上的前列腺、睾丸、肾、肾上腺、膀胱、输精管、下身淋巴结反射区各3~5分钟。

第一步：点按三阴交、太溪、阴陵泉各穴100次，力度以胀痛为宜。

第二步：在肚脐下1寸半处，用手掌顺时针方向和逆时针方向各按摩50次，手法宜轻柔缓慢。

第三步：每天晚上睡觉前和早上起床前，排空小便，仰卧于床，双腿屈曲，腹部放松，把双手搓热，左手置于小腹上，右手放左手背上，按顺时针方向按摩，第一个月每次按100圈，第二个月增至200圈，第三个月开始每次均为300圈。每次按摩后，再配合按压关元、气海、中极穴，每个穴位各按摩100次，一般3个月后即可见效。

第四步：患者取俯卧位，按摩者站于患者腰部左侧，用一手掌面在其腰骶部脊柱旁上下推擦，以热感透达肾俞及大肠俞二穴为好。按摩取穴位方法很多，还可以取俯卧位，以一指禅推法依次按摩上髎、次髎、中髎和下髎穴，手法尽量柔和，每个穴位上各持续1~2分钟；之后以拇指指腹逆时针按摩中极、秩边、膀胱俞和肾俞穴，一日两次，每次5~10分钟。除此之外，控制夫妻间进行性生活的频率。每日坚持温水坐浴20分钟，一日两次，而且应当多饮水，及时排尿，这样有利于前列腺分泌物的排出。

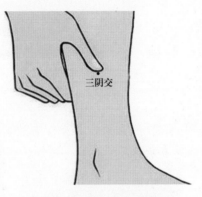

三阴交

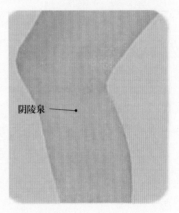

阴陵泉 →

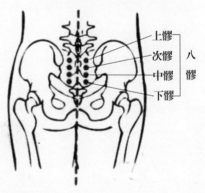

上髎
次髎　八
中髎　髎
下髎

第十一章　男科疾病穴位调理法

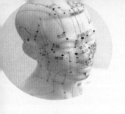

第五节　男性不育症

一般认为，男女结婚后，未采用任何避孕措施，经过两年而未受孕者；或曾有过孕育，后来避孕，两年后未再受孕，属于男方原因的称为"男性不育症"。中医认为，肾主藏精，因此不育与肾亏、精关不固关系密切，此外，还和肝气不舒、痰湿内阻有关。

● 操作方法一

婚后迟迟不育，性欲减弱，无力射精，阳衰早泄，精子数少，活动力弱，兼腰酸腿软，怕冷，四肢冰凉，面色发白，大便不畅，小便清长，舌头色淡，苔薄白。这是肾阳虚弱型不育。中医认为，肾主藏精，又主生殖，这是久病或房事过度，导致肾阳受损、肾气亏虚造成的。

每周用清艾条灸3次肾俞、命门和关元穴，每次每穴用掉1厘米的艾条。

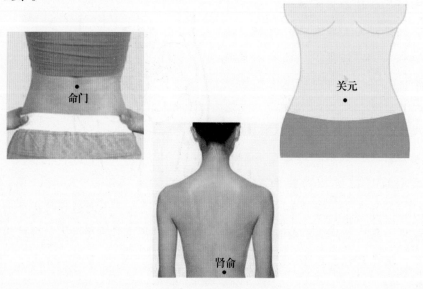

命门

关元

肾俞

● 操作方法二

婚后迟迟不育，遗精滑精，精少精薄，精子活动力弱，或精液黏稠不化，同时有头晕耳鸣、手足心热、舌红少苔等症状。这是肾阴不足型不育。中医认为，肾阴不足、无精可藏导致的精少精薄、精子活动力弱，会造成不育。每天按揉3次关元、太溪和照海穴，每个穴位按揉300下。

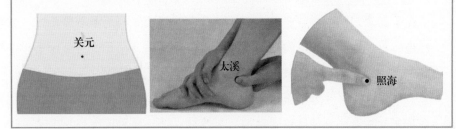

● 操作方法三

婚后久久不育，性欲低下，阳事不举或举而不坚或性交时不射精，兼精神抑郁，心情不好，喜欢长吁短叹，胸闷，常常胸部两侧胀痛，嗳气反酸，食欲不好。这是肝气不舒型不育。中医认为，肝藏血，肾布精，精血可以相互滋生。一旦肝气郁结，气郁化火，再加上疏泄的功能出现障碍，导致气机失调，就会造成不育。每天按揉一次太冲、内关和肝俞穴，每个穴位按揉500下。

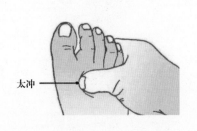
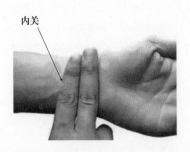

● 操作方法四

婚后迟迟不育，阳痿，早泄，精少或不射精，形体肥胖，痰多、胸闷恶心，眩晕，头重，好像被厚厚的布包裹着一样，懒得活动。这是痰湿内阻型不育。每天按揉两次丰隆、足三里和中极穴，每个穴位按揉400下。

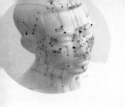

附：精子缺乏症

每次性生活，男性正常情况下排出的精液量为2~6毫升。如排出量少于2毫升，甚至仅有点滴者，则称为"精子缺乏症"。也有精液量正常，但镜检精子数量不达标者。精子缺乏症是由不同原因引起睾丸组织萎缩、生精细胞退行性病变的结果，也是造成男性不育症的常见原因。精子缺乏症在中医中属"不育"范畴。

中医认为，肾为先天之本，主生殖、生长发育。肾中精气，互生互化，共同组成肾生理活动的物质基础。肾气盛则精气足，生理活动正常。如果先天不足或后天失养，久病耗损而致肾气虚、肾精不足，则精液稀少，精子数量不足。

● 操作方法

第一步：取坐位，让家人用拇指顺时针按揉百会穴3分钟。

第二步：取仰卧位，妻子将两手指并拢，指尖朝下，搓睾丸5~10分钟，以微胀为度；再用拇指按揉气海、关元、中极穴各2分钟。

第三步：取俯卧位，让家人用一指禅推背面督脉穴5分钟；再用拇指指腹端按揉背两侧肾俞、志室穴及两下肢足三里、三阴交、太溪穴各1分钟。

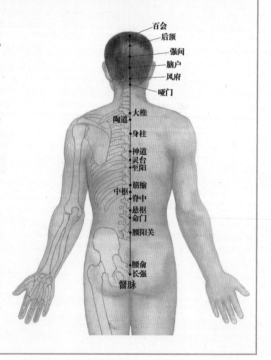

百会
后顶
强间
脑户
风府
哑门
陶道　大椎
　　身柱
　　神道
　　灵台
　　至阳
　　筋缩
中枢　脊中
　　悬枢
　　命门
　　腰阳关
　　腰俞
　　长强
督脉

第六节 尿 频

正常成年人白天排尿4~6次，夜间排尿1~2次，次数明显增多为尿频。

中医认为，尿频是一种虚证，主要是由体质虚弱、肾气不固所导致的。表现为小便次数增多，有的人同时还有尿急、尿痛的症状。此外，疲劳过度，脾肺二脏俱虚的时候，也会发生尿频。可以选择按揉穴位疗法。

●操作方法

① 每天按揉一次太溪和然谷穴，最好是下午5点钟一过就按揉，各按揉500下。

② 还可以选择按摩足部疗法。每天晚上用热水泡脚后，按摩脚上的肾上腺、肾、膀胱、输尿管反射区各3~5分钟。

③ 每天早晚各做一次提肛、收腹、抿嘴的动作，每次分别做100下。

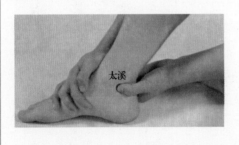
太溪

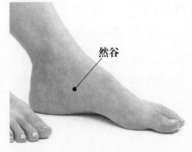
然谷

养生建议

偏方：鸡肠1~2条，黄酒或米酒适量。用法：鸡肠洗净切段，油炒将熟，加入黄酒一汤匙及少许盐，即可食用。主治：尿频，夜尿多。小便频多，用白茯苓（去皮）、干山药（去皮），在白矾水中渍过，焙干，等分为末。每次服6.25克，米汤送下。

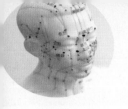

第七节　前列腺肥大

前列腺肥大又叫"前列腺增生"，是男性泌尿生殖系统的常见疾病。前列腺增生是男性老年病人的常见疾病之一，发病年龄大都在50岁以后，随着年龄增长其发病率也不断升高。男性或多或少都有前列腺增生的现象发生。前列腺增生的主要症状有排尿困难，轻者夜里起床小便次数多，有尿不净或尿完后还有少量排出现象，严重者出现尿流变细，甚或排不出的现象，并常伴有腰酸痛、四肢无力、遗精等症状。

前列腺肥大的原因

❶ 经常酗酒或长期饮酒，嗜食辛辣等刺激性食物，刺激前列腺增生。

❷ 体内雄激素及雌激素的平衡失调。

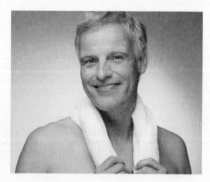

❸ 过度的性生活和手淫，使性器官充血，前列腺组织因持久瘀血而增大。

❹ 缺乏体育锻炼，动脉易于硬化，前列腺局部的血液循环不良，也会导致本病。

❺ 前列腺慢性炎症未彻底治愈，或尿道炎、膀胱炎、精囊炎等，使前列腺组织充血而增生。

本病属中医"癃闭""淋证"范畴。中医认为，本病是由肾阳虚弱，血瘀脉络，影响膀胱气化功能所致。

　　第一步：患者取仰卧位，两腿分开，小腿弯曲，两手指尖按在会阴部位，指尖、手掌先后揉会阴100次。

　　第二步：按揉肺俞穴，点、擦大椎穴，揉、擦肾俞穴，重擦腰骶；拿按内、外关穴；摩中脘穴，揉关元穴，斜擦小腹穴；揉按曲泉穴，拿阴陵泉、阳陵泉穴，拿揉三阴交穴。

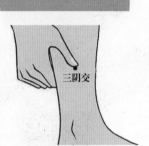

关元

　　第三步：患者站立，身体重点放在左腿，右腿伸到一侧，稍微屈膝，踮起脚尖，按摩右侧臀部肌肉。右手掌从上往下推摩臀部肌肉3~4次，然后在同样部位，将手掌一下一下地挤压，再抓住臀肌揉搓，同时从下往上移动手臂，并将臀肌朝一侧稍微推移，然后抓住臀肌抖动。

三阴交

　　还可以选择指压法。取中极、关元、阴陵泉、三阴交各穴，用指掐按几分钟，或加灸气海穴，十几分钟后小便通利。

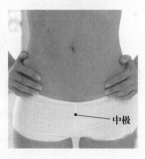

中极

第十一章　男科疾病穴位调理法

　　饮食应以清淡、易消化者为佳，多吃蔬菜、水果，少食辛辣刺激之品，少饮或戒酒，以减少前列腺充血的机会。切忌长时间憋尿，以免损害逼尿肌功能。尽可能少骑自行车，减少对前列腺部位的压迫以免加重病情。及时治疗泌尿生殖系统感染，积极预防尿潴留的发生。对于性生活，既不纵欲，亦不禁欲，可根据年龄和健康状况而定。应保持心情舒畅，避免忧思恼怒，切忌过度劳累。适度进行体育运动，有助于增强机体抵抗力，并可改善前列腺局部的血液循环。

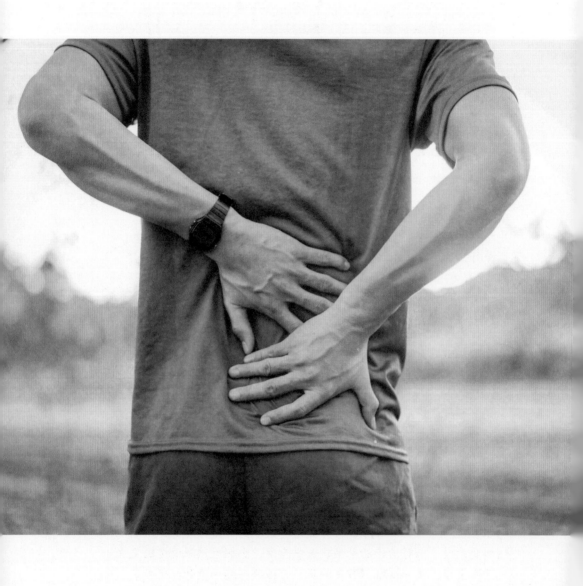

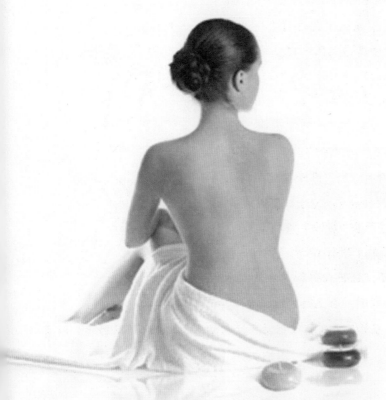

第十二章

儿科疾病穴位调理法

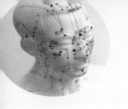

第一节　扁桃体炎

扁桃体就好像一扇防盗门，正常情况下它能抵抗进入鼻和咽腔的细菌，对人体起到保护作用。由于天气突然变化，气候寒热失调，加上小儿身体抵抗力较弱，肺卫不固，导致风热邪毒乘虚从口鼻侵入扁桃体，发生炎症，甚至化脓。

扁桃体的发育过程是：一般在孩子4岁后逐渐长大，到12岁以后又开始逐渐萎缩。只要经常给小儿推拿就可以防止它发炎了。

●操作方法一

治疗各种类型扁桃体炎的通用按摩法，需要按照下面的步骤每天做一次。

❶ 清肺经300下。

❷ 清天河水200下。

❸ 揉板门150下。

❹ 推脊150下。

❺ 推七节骨100下。用拇指指甲掐双侧少商穴2分钟。按揉合谷穴2分钟。搓擦双侧大鱼际处，反复操作5分钟。以拇指从腕关节外侧缘向虎口直线推动100次。

❻ 孩子仰卧，家长以拇指、食指的指腹分别置于咽喉部两侧，由上向下轻轻推擦200次。孩子俯卧，家长以手掌直线推动脊柱两侧的肌肉，以透热为度。以手掌直擦腰骶部，以透热为度。点按太溪、涌泉穴各1分钟。

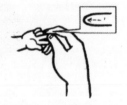

清肺经

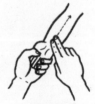

清天河水

● 操作方法二

如果孩子是被风热侵犯导致肺炎的，同时伴有发热怕冷，嗓子痛难下咽，鼻塞，头身疼痛，咳嗽有痰。

① 相应的按摩手法需要加推六腑300次。

② 按揉大椎穴300次。

③ 按揉曲池、合谷穴各1分钟。

④ 提拿肩井穴120次。

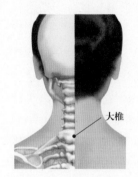

大椎

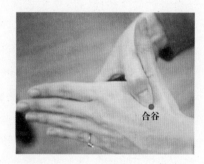

合谷

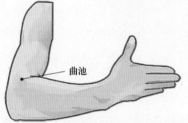

曲池

● 操作方法三

如果孩子肺胃有热，同时伴有高热，口渴，饮水很多，嗓子痛明显，咳痰黄稠，口臭，便秘，小便黄赤，舌红，苔黄等症状。扁桃体炎易反复发作，治疗手法需要加清大肠300次。

① 推六腑300次。

② 清小肠穴200次。

③ 推涌泉穴300次。

④ 推下七节骨穴300次。

⑤ 按揉大椎穴1分钟。

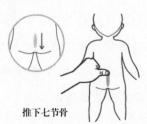

推下七节骨

第十二章　儿科疾病穴位调理法

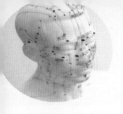

第二节　腮腺炎

腮腺炎，俗称"痄腮"。如果孩子患腮腺炎，腮帮子很快就肿得很厉害，甚至像馒头那么大。腮腺炎一般是5~15岁的孩子容易得，孩子会告诉你嗓子痛，不想吃东西。一般1~2周就会好，但生病期间孩子会发热、头痛，全身不舒服。腮腺炎传染性很强，如果孩子患了腮腺炎，最好留在家里休息，住所要定时通风换气，日常用品要经常煮沸消毒。等好了再去幼儿园或上学，以免病情流行开。

中医认为，流行性腮腺炎是由风温邪毒引起的，风温邪毒从口鼻侵入人体，壅阻经脉，郁而不散，使经脉气血运行不畅。

腮腺炎的前期症状一般较轻，脸的两侧、耳根下方肿大，经常从一侧开始肿，体温在38℃左右，头痛，肌肉酸痛。2~3天另一侧脸也出现肿大，也有的孩子仅仅肿起一边脸。腮腺肿大的特点是以耳垂为中心，向前、后、下方扩大，边缘不分明，肿起的地方不红，但是皮肤温度偏高，孩子感觉很疼。脸肿起来以后的3~5天感觉最疼，一周左右消退。

● 操作方法

第一步：用左手掌扶住孩子前额，右手拇指、中指同时点揉两侧风池穴1分钟。

第二步：按揉合谷穴1分钟，按揉翳风穴10次。

第三步：一手固定孩子手部，用另一只手的拇指推擦双侧外关穴，以局部透热为度。

第四步：捏挤大椎穴20次。

第五步：用全掌横擦双侧肩胛骨内侧缘的部位，以局部透热为度。

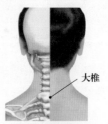

大椎

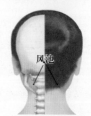

风池

第三节 遗 尿

通常5岁以下的孩子，由于心智尚未健全，正常的排尿习惯尚未养成，有时候因精神过度紧张、睡前多饮等原因偶尔尿床的话，不能算是病症。但是从理论上来讲，5岁以上的儿童一般不应该再尿床了，如果经常入睡后遗尿，是先天肾气不足，下元虚冷，同时与体质虚弱或者膀胱积热等有关，也可能是大病后调养不当引起的。轻者隔几夜尿床一次，重者每夜尿床一次或数次。有长期遗尿症状的孩子，面色萎黄，精神不振，精力减退，饮食无味。

● 操作方法

❶ 治疗遗尿的基本手法：揉百会穴3分钟。用掌心按揉气海穴5分钟。然后，用拇指点揉中极穴1分钟。推七节骨穴300次，推到局部有温热感为宜。按揉太溪、三阴交穴各1分钟。

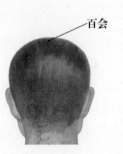

百会

❷ 通用复方调理法还有刮痧法：在后背肾俞、膀胱俞和小腹曲骨穴周围刮痧，每个部位3分钟，每周1次。

❸ 另外，肝脏有湿热的孩子也会遗尿，表现为尿频而短涩，尿色黄，性情急躁，面色红赤，舌边尖红，苔薄黄。用基本手法加清肝经300次，直推孩子的食指面。清小肠穴300次。清天河水穴100次。按揉肝俞、小肠俞、心俞穴各1分钟。

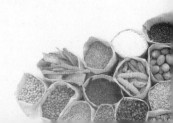

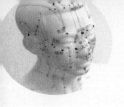

第四节 厌 食

厌食是指孩子长时间食欲不好，看到东西也不想吃，甚至拒绝吃东西，这种情况持续两个月以上才能考虑是小儿厌食，如果只是暂时的食量变化或者偏食，不要过于紧张，可以先观察一下，或者平时给孩子做做按摩来改善这种情况。有的家长希望孩子吃得越多越好，将孩子吃饱了不想吃的现象，也误认为是厌食，这就不对了。

中医认为，小儿厌食是脾的问题，因为只有脾气健旺了，食欲才好，胃负责食物的接纳和初步的消化，食欲和随后的消化都是脾的任务。所以孩子厌食的时候调节脾功能是最重要最根本的。

●操作方法

❶ 推拿脾经200下。

❷ 推拿胃经。

胃经在拇指掌侧第一节。循拇指掌侧第一节向手掌方向直线推动为补；由指端向指根方向直线推动为泻。两者统称"推胃经"。可治疗孩子烦渴善饥、厌食等症。

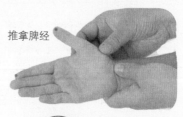

推拿脾经

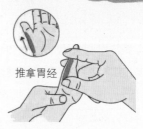

推拿胃经

❸ 俗话说，"冰冻三尺，非一日之寒"，所以在提高孩子食欲的时候，也不能操之过急。推拿脾经和胃经可以很好地改善孩子的脾胃功能，而且见效快。但是推拿的次数不能太多，每天推拿一次就够了。

❹ 另外，针对各种类型的小儿腹胀，每天还可以按照要求做一次通用复方调理法：揉板门穴200下；点揉水分穴100下。

❺ 补大肠经200次，从食指尖向虎口穴直线推动。

第五节 风 疹

中医认为，小儿风疹是外感的风热时邪，从口鼻侵入人体，最终表现在体表所导致的。风疹一开始有类似感冒的症状。通常疹子在三天内迅速消退，一般无色素沉着。用小儿推拿治疗风疹可以减轻孩子的生理痛苦，加快身体恢复。

●操作方法

各种类型风疹的通用按摩疗法按照下面的步骤，每天做一次推拿法：

① 以双手拇指在孩子背部肺俞穴按揉200下，然后沿脊柱两侧，上下推擦背腰部，以透热为度。

② 点揉双侧风池穴200下。

③ 按揉合谷、曲池穴各200下。

④ 以拇指和其余四指相对，拿揉四肢5~10下。

⑤ 提拿肩井穴10下。

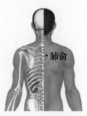
·肺俞

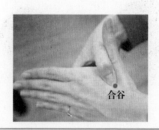
合谷

养生建议

① 遵医嘱用浮萍、苦参各7克，麻黄、蝉蜕、甘草各3克，白蒺藜、地肤子、生薏苡仁各45克，僵蚕6克，水煎服，每日1剂，分3次服，治小儿风疹。

② 中成药可遵医嘱选用犀角化毒丸、板蓝根冲剂。犀角化毒丸：每次一丸，每日2次，用于邪毒内盛。板蓝根冲剂，每次一包，每日3次，用于邪郁在表。

157

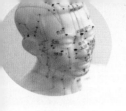

第六节　中耳炎

多数孩子从出生到发育成熟，至少会患一次中耳炎。这是因为孩子的耳道宽而平直，容易被脏东西侵入而发生感染。另外，儿童感冒后很容易引起急性中耳炎；长期鼻炎、鼻窦炎以及腺样体肥大也是急性中耳炎的好发原因。发生中耳炎后，应当即刻到医院接受医生诊断和治疗。

●操作方法

❶ 治疗中耳炎的基本手法：以拇指对准耳垂后肾经上的翳风穴，先点后按2分钟。

❷ 按揉双侧肾经上的太溪穴各1分钟。

❸ 点揉膀胱经上的风池穴2分钟。

❹ 孩子俯卧，家长以掌根直推脊柱两侧，重点推肾俞穴，反复推2分钟。

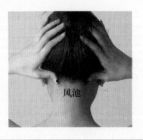
风池

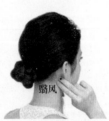
翳风

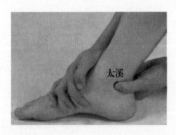
太溪

养生建议

鸡蛋6个，煮熟。将蛋黄放入铁锅(勺)内，用文火熬至油出，备用。用时，先按常规消毒，然后将蛋黄油滴入耳中（如凝固可加温溶化），每次3~4滴，每日2~3次，一般连用4~6天症状减轻，7~16天痊愈。本方具有清热消肿之功，适用于急性、慢性中耳炎。

第七节　夜　啼

"夜啼郎"是指白天睡，晚上醒而啼哭的婴儿。夜啼多见于3个月以内的婴儿。由于新生儿的大脑皮质发育不全，昼夜不分。一直到4~5个月，婴儿逐渐形成晚上睡得多一些，白天醒的时间长一些。到7~8个月时，大部分婴儿已养成白天醒，晚上睡。到1岁时接近成年人的睡眠规律。夜啼不仅给家长的休息带来困扰，对婴儿本身来说，生长激素在晚上熟睡时分泌量较多，促使孩子身高的增长，而夜啼时间一久，会影响孩子身高的增长。

中医认为，夜啼主要是由寒热、伤食或者惊吓等原因引起的。

● 操作方法

第一步：补脾经200次。

第二步：清心经200次。

第三步：清肝经200次。

第四步：用掌心顺时针摩腹、揉脐各3分钟。

第五步：按揉足三里穴1分钟。

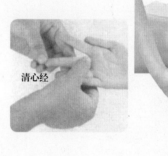

清心经

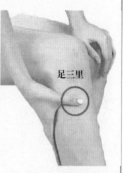

足三里

养生建议

药敷涌泉穴赶走小儿夜啼：

取吴茱萸、栀子各10克，一起研成细末；鸡蛋1个，去黄，用蛋清将药末调和，压成两个硬币大小的药饼，晚上临睡前用药饼敷在孩子双脚的涌泉穴上，用胶布固定好敷一晚上，等到第二天早上取下来就可以了。这种方法适用于心经积热引起的小儿夜啼。

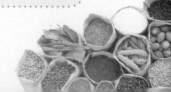

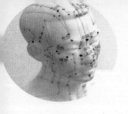

第八节 呕 吐

年轻的父母们经常会觉得很奇怪，为什么孩子总是动不动就呕吐？这是因为孩子胃的位置较成年人浅。呕吐，是小儿常见病症之一，不少疾病都会产生呕吐的症状。

●操作方法

以拇指按揉膻中穴2分钟。用两手拇指自中脘至脐向两旁分推30~50次。顺、逆时针摩脚各1分钟。以拇指端按揉足三里、内关穴各约1分钟。

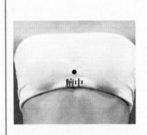

膻中

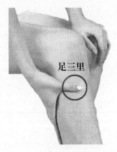

足三里

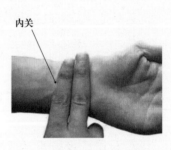

内关

养生建议

❶ 小米100克，鲜嫩黄瓜300克，生姜10克，精盐2克。将黄瓜去皮去瓤，洗净切薄片；小米洗净；姜洗净拍破。砂锅加清水1000毫升，下小米，大火烧开，小火慢煮至米烂时下黄瓜片、生姜，再煮至汤稠、表面浮有粥油时入盐调味，佐餐食。

❷ 枇杷叶10~15克（鲜者30~60克，去毛），粳米100克，鲜芦根60克，冰糖少许。先将枇杷叶用布包与鲜芦根（洗净切段）同煎汁。去渣，汁再与粳米煮粥，粥成后入冰糖，煮片刻即可。

第九节 痢 疾

痢疾多发生在夏秋两季。传播途径主要是通过患儿或带菌者的粪便以及由带菌的苍蝇污染日常用具、餐具、儿童玩具、饮料等传染给孩子。患儿轻者常以发热、腹痛、便后有下坠感及伴有黏液便或脓血便为主要症状。痢疾发生后，应立即到医院接受正规检查和治疗。

● 操作方法

治疗痢疾的基本手法：只要是痢疾，无论寒热都可以用基本的推拿方法来辅助治疗。父母可以自己亲自动手。孩子仰卧，家长用掌心对准中脘穴顺时针摩动1分钟。家长双掌相叠，掌心对准脐部，轻轻按拉并震颤1分钟，然后双掌突然提起，如此一按一松，反复操作5~10遍。按揉天枢、足三里穴各1分钟。孩子俯卧位，按揉脾俞、胃俞、大肠俞穴各1分钟。家长用单掌以掌根从孩子腰骶部向上直推至背部，以透热为度。

重症患儿可突发高热、昏迷、抽筋、呼吸不畅等中毒性脑病症状，有的甚至会出现面色苍白、发绀、四肢冰冷、脉搏细弱等休克现象。应立即送患儿到医院治疗。

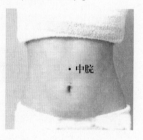

· 中脘

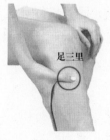

足三里

养生建议

及时补充身体水分。

腹泻一开始会呈现轻度脱水的状况，因此，要遵医嘱为患儿补充身体丢失的水分。

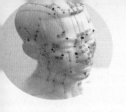

第十节 百日咳

孩子患上百日咳后，经1~2周就会出现症状，发病早期患儿有流泪、流涕、咳嗽和低热等症状，与普通感冒难以区别，应当首先到医院接受检查，明确诊断并接受药物治疗。3~4天咳嗽日渐加重，经1~2周咳嗽逐渐加重而进入痉咳期，此时出现典型剧烈的痉挛性咳嗽，每次发作要连咳十几声甚至几十声，常咳得面红耳赤、涕泪交加、舌向外伸，最后咳出大量黏液，并由于大力吸气而出现犹如鸡鸣样吼声，如此一日发作几次乃至三四十次，尤以夜间明显，年龄愈小，病情愈重。本病病程长2~3个月，并极易引发肺炎。

中医认为，百日咳由内蕴伏痰、外感时邪所致。顿咳发作时，犯胃则胃失和降，而见呕吐乳食；咳剧，邪伤膀胱、大肠，可致二便失禁；如果引动心、肝之火，乘肺就会衄血、咯血；肝气横逆就会两胁作痛；频咳引动舌下系带，出现溃疡；气逆伤于血络，可见目睛出血。婴幼儿体禀不足，肺气娇嫩，可合并肺炎喘嗽，甚至可致昏迷、抽搐。

● 操作方法

第一步：补脾经、肾经各300次。

第二步：清肝经200次。

第三步：清心经200次。

第四步：清肺经500次。

第五步：推三关300次。

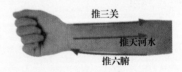

推三关
推天河水
推六腑

第六步：推天河水100次。

第七步：推六腑200次。

第八步：反复挤捏膻中穴处的肌肉，以局部发红为止。

第九步：按揉足三里、丰隆穴各1分钟。

第十步：孩子俯卧，家长用全掌横擦肩胛骨内侧缘，以透热为度。

第十一步：按揉大椎、肺俞、定喘穴各1分钟。

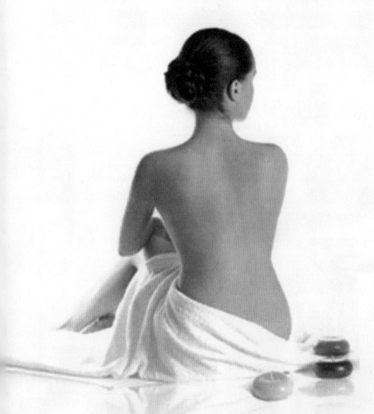

第十三章　亚健康症状穴位调理法

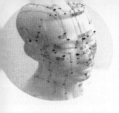

第一节　亚健康概述

亚健康，即指非病非健康状态，是介于健康与疾病之间的状态，如果把健康和疾病看作是生命过程的两端，那么它就像一个两头尖的橄榄，中间凸出的一大块，正是处于健康与疾病两者之间的过渡状态。亚健康状态也是很多疾病的前期征兆，如肝炎、心脑血管疾病、代谢性疾病等。亚健康人群普遍存在"六高一低"，即高负荷（心理和体力）、高血压、高血脂、高血糖、高体重、高血液黏滞度、免疫功能低。

现在国际公认应对亚健康较好的办法是中国的经络按摩法，它无创伤性、无痛苦、无副作用，安全可靠，集保健、医疗于一体。而腹部按摩则可以治愈消化不良、月经不调、习惯性便秘等常见病，还能振奋精神，调整睡眠状态等。

● 操作方法

专家认为，腹部是许多重要经脉循行和汇聚之所，是人体气血循环、阴阳升降之通道。通过对腹部的按摩，除了可以塑身，还可以防治五脏六腑的病变，并保持十二经脉的气血旺盛、循行畅通，减少废物的滞留，从而对人体各部分起到治疗和调整的作用。主要穴位有中脘、建里、天枢、气海、关元、章门穴等。

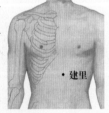

· 建里

腹部按摩最常见的手法是"二指叠按法"，即两拇指重叠，按的轻重以手下有脉搏跳动和不感觉痛为最佳；另外一法是"波浪式推压法"，即两手指并拢，继而左掌用力向后压，一推一回，由上而下慢慢移动，好像水中的浪花。

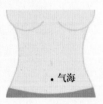

· 气海

❶ 在高度刺激，如熬夜、发脾气等应激状态下，很容易出现猝死，就是"过劳死"。

❷ 大脑疲劳时：坚果，即花生、瓜子、核桃、松子、榛子等，对健脑、增强记忆力有很好的效果。因坚果内人体必需的脂肪酸、亚油酸的含量很高，且无胆固醇，所以人们常常把坚果类食品称为"健脑食品"。另外，坚果内还含有特殊的健脑物质如卵磷脂、胆碱等，所以对脑力劳动者来说，它的营养、滋补作用是其他食物所不能比的。

❸ 压力过大时：维生素C具有平衡心理压力的作用。当承受强大的心理压力时，身体会消耗比平时多8倍的维生素C，所以要尽可能地多摄取富含维生素C的食物，如清炒菜花、菠菜、芝麻、水果等。工作压力大的人，服用维生素C片剂，会获得比较理想的效果。

❹ 脾气不好时：钙具有安定情绪的效果，牛奶、乳酸、奶酪等乳制品以及小鱼干等，都含有极其丰富的钙质，有助于消除火气。萝卜适于顺气健胃，对气郁上火生痰者有清热消痰的作用，最好生吃，也可做萝卜汤。啤酒能顺气开胃，改变恼怒情绪，适量喝点儿会有益处。

❺ 丢三落四时：做事丢三落四、虎头蛇尾、粗心大意时，应补充维生素C及维生素A，增加饮食中的果蔬数量，少吃肉类等酸性食物。富含维生素C及维生素A的食物有辣椒、鱼干、笋干、胡萝卜、牛奶、红枣、田螺、卷心菜等。

❻ 失眠烦躁健忘时：多吃富含钙、磷的食物。含钙多的如大豆、牛奶、鲜橙、牡蛎；含磷多的如菠菜、栗子、葡萄、鸡、土豆、蛋类。

❼ 神经敏感时：适宜吃蒸鱼，但要加点绿叶蔬菜，因为蔬菜有安定神经的作用。吃前先躺下休息，松弛紧张的情绪，帮助肠胃蠕动。

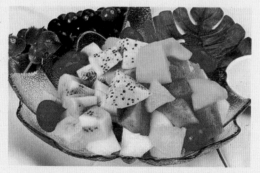

❽ 体瘦虚弱：适宜吃炖鱼。在吃前最好小睡一会儿。人们都习惯饭后睡觉，这是不正确的习惯，应改为饭前睡一会儿，因为吃了饭再睡，人会觉得越来越不舒服。

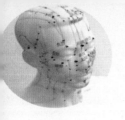

第二节　运动后肌肉酸痛

很久没有运动，一运动后肌肉酸痛，浑身不舒服，相信很多人都有过类似的经历。这主要是由于突然剧烈的运动导致血液给肌肉供氧不足，导致肌肉细胞做无氧呼吸，释放能量，产生乳酸，乳酸堆积越来越多后就会感到肌肉酸痛。大部分人对这种症状并不在意，因为歇上几天后就会自动好转，但毕竟还要难受好几天，所以有经验的人士在剧烈运动完后都会做做按摩，这样就会加速血液循环，带走肌肉中的乳酸，肌肉酸痛的感觉也就会减轻很多。在这里，为大家提供一个有效的穴位疗法，就是用艾条灸太白穴。

●操作方法

太白穴位于足内侧缘，当第一跖骨小头后下方凹陷处，是足太阴脾经的原穴。中医认为，脾主肌肉，当人突然运动时，会导致脾气一下子耗费过多，使肌肉内部气亏，而艾灸脾经原穴太白，可以调理疏通经气，迅速消除肌肉酸痛的症状。运动过度造成的局部受伤也可使用这个方法。

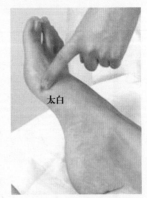

太白

具体操作方法：取艾条一段，采用温和的灸法灸两侧太白穴15~20分钟，半小时后酸痛感减轻或消失了。

当然，如果手边没有艾条或者嫌艾条麻烦，用拳头或保健的小锤敲击太白穴也可以。

第三节　视疲劳

长时间面对电脑屏幕，免不了会出现视疲劳的情况，滴再多的滴眼液也解决不了问题。这种情况如不加以改善，很容易引起视物模糊、视力下降，使眼睛失去往日的光彩，变得混浊暗淡。

为了防止视疲劳，不妨用简便的按摩法来拯救我们的眼睛，让我们的"心灵窗口"恢复昔日的光彩。

● 操作方法一

第一步，指压、按摩眼周。

❶ 在眼睛上方，从眼角朝眼尾处缓缓移动手指。用拇指的指腹按摩太阳穴处，每按一处深呼吸一次。

太阳

❷ 将中指放在眼尾处，朝外侧轻轻地提拉按摩。

❸ 将手指放在眼睛下方，从眼尾向眼角慢慢移动，用食指和中指（或中指和无名指）指腹按压眼睑。

● 操作方法二

第二步，按摩脸颊及眉头。

❶ 在眉头上方附近用中指和无名指以画圆的方式稍微用力按摩。

❷ 在颧骨上方处以画圆的方式按摩，这个步骤再加上一步眉头按摩，平均约按3分钟即可。

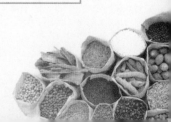

● 操作方法三

第三步，让眼睛做操。

眼睛过于疲劳时需要做些眼部运动缓解一下。

① 将双眼闭上，2~3秒。

② 尽量睁大眼睛，停2~3秒。

③ 眼球分别向左右移动，各停2~3秒。

④ 眼睛向上看，停2~3秒。

⑤ 眼睛向下看，停2~3秒。

● 操作方法四

眼部按摩对保护眼睛、增进视力、消除疲劳有很大的作用，是简便、行之有效的措施，必须持之以恒。操作时注意力要集中，全身肌肉放松，呼吸自然，按压穴位正确，手法缓慢，旋转幅度不宜过大，由轻到重，速度均匀，以感到酸胀、略痛为宜。

另外，按摩内关、合谷和足三里穴各120下，每天坚持做两次，这样也可缓解视疲劳。

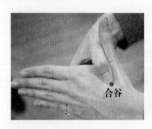

合谷

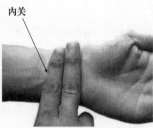

内关

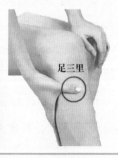

足三里

养生建议

① 视疲劳者要注意饮食和营养的平衡，平时多吃些粗粮、杂粮、红绿蔬菜、薯类、豆类、水果等含有维生素、蛋白质和纤维素的食物。

② 补充维生素。维生素A是预防眼干、视力衰退、夜盲症的良方，胡萝卜及红枣中含量最多。维生素B是视神经的营养来源之一，维生素B_1不足，眼睛容易疲劳；维生素B_2不足，容易引起角膜炎。可以多吃些芝麻、大豆、鲜奶、小麦胚芽等食物。

第四节　后颈背酸痛

长期坐在办公桌或电脑前的上班族们肯定都有这样的体会：只要坐的时间一长，颈肩部就会发紧、发酸、疼痛，后背肌肉僵硬、酸痛，站起来活动活动，敲敲疼痛的地方就会好一些。但这只是暂时的，过一会儿疼痛照旧。

后颈背酸痛是由于长期伏案工作，肌肉关节软组织得不到锻炼，而且经常一个姿势保持很久，造成部分肌肉长期紧张，得不到应有的休息，而另外一些肌肉又长期休息，得不到锻炼，本来的相互协调变得不协调而造成的。长此下去，不但会影响工作，还会使身体素质直线下降，所以每个奋战在电脑前的上班族一定要予以重视，不能无视这些小病，否则这些小病会酿成"大祸"。

● 操作方法一

沿着手三阳经按揉、推拇和拿捏。因为手三阳经的走向是从手到头，循行的路线经过颈肩部，所以循经按揉拿捏可以很好地疏通这些经的经气，放松沿行的肌肉等软组织，消除肌肉的僵硬感。

● 操作方法二

可以点揉穴位：曲池穴有通经活络的作用；按压肩井穴可以很好地缓解颈肩部的肌肉紧张；点揉天宗穴能够放松肩胛部的紧张感和疲劳感。

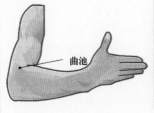

曲池

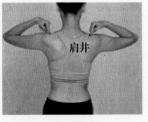

肩井

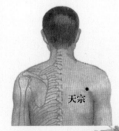

天宗

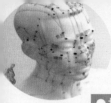

●操作方法三

　　如果方便的话，最好两个人再相互推一下背部，沿着足太阳膀胱经的循行路线由一侧从上往下推，然后对侧下向上按摩，力量由轻到重。注意从上往下推时力量加重，从下往上按摩时力量一般不需太大。这样反复操作5分钟左右，就能感觉到整个背部有一种温热感直透到皮下，肌肉紧张造成的酸痛感觉就会很快减轻或消失。

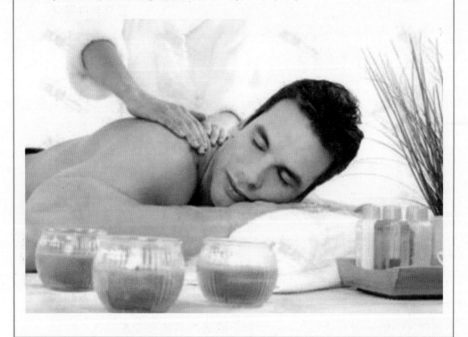

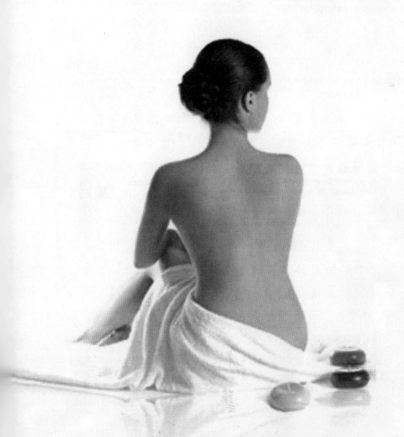

第十四章

养生保健穴位调理法

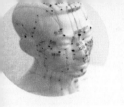

第一节 嗜 睡

有调查结果表明，上班族的工作效率在中午12点达到高峰，接着便走向下坡路。3/4的受访者在午餐后昏昏欲睡，尤其是下午2~4点，感到极度疲乏、沉闷，工作效率降低，甚至容易出错。面对这种状况，我们该怎么应对呢？其实很简单，只要你做下面的几个小动作，就可以把午后"瞌睡虫"赶跑。

●操作方法

❶ 指压内关、合谷穴，每穴各120下，每天早晚各1次。

❷ 做两腿下蹲运动，每次50个，每天早晚各1次。

❸ 做腹式呼吸5分钟，每天早晚各1次。晚上临睡前做效果最好。

❹ 当困倦袭来时，反复按揉位于中指指尖正中部的中冲穴，或用中指叩打眉毛中间部位的鱼腰穴，反复数分钟。

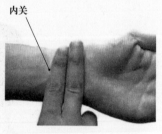

内关

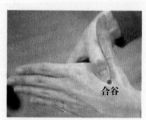

合谷

在饮食上，维生素是很好的清醒剂，不妨多吃些胡萝卜、大白菜、韭菜、柑橘之类富含维生素的食物。碱性食物能中和肌肉疲倦时产生的酸性物质，使人消除疲劳，例如苹果、海带及新鲜蔬菜。

第二节　内分泌系统紊乱

李先生在一家外企做主管，加班是家常便饭，他说："没办法，工作逼得你不得不加班，每天从早上9点到晚上9点，一天忙个没完，连吃饭也没个准点儿。"李先生的状态其实也是众多中青年上班族的状态。在紧张的压力之下，一般人的感觉首先是疲劳乏力，紧接着便是失眠、头痛。这种状态持续下去，就会影响内分泌，导致内分泌系统紊乱，身体机能失调，引发更严重的疾病。

● 操作方法

❶ 取攒竹穴，手部腹腔神经丛反射区，耳部的心、神门、皮质下、脾等进行快速搓按。

❷ 按揉百会、膻中、涌泉穴各1分钟。

❸ 以搓热的双手分置于面部两侧，上下来回搓热，然后从前发际向后发际梳理头发20次。

❹ 以双手小鱼际沿同侧向下斜擦20次。

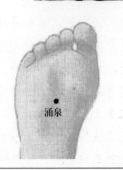
攒竹

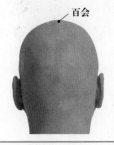
百会

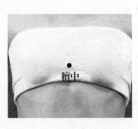
膻中

涌泉

 养生建议

除此之外，压力大的上班族们最好多吃抗压食物，如糙米、燕麦、蔬菜、牛奶、瘦肉等含维生素B_1的食物和洋葱、大蒜、海鲜等含硒较多的食物，每天补充维生素C 0.1克。

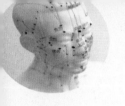

第三节　胸　闷

　　胸闷是指胸部闷，有堵塞感或气短，伴心悸、胸痛、情绪不宁、头昏体倦、食少腹胀等症。胸痹、心悸、痰饮、肺胀等病症均可见此症。胸闷形成的原因有三种：

　　1. 情志失调

　　忧思恼怒，气机失常，脾不化津，聚湿生痰，肝气郁结，气滞血瘀，痰瘀交阻，胸中气机不畅，则为胸闷。情绪不好、爱生气的人常有此症。

　　2. 饮食不当

　　过食膏粱厚味、肥甘生冷，损伤脾胃，运化失常，聚湿生痰，痰阻脉络，气滞血瘀而成胸闷。

　　3. 其他病所致

　　冠心病、胸膜炎、肺气肿等疾病可出现胸闷。

●操作方法

　　现代上班族们，由于工作紧张，压力大或者饮食不当，可能会有胸闷、心悸的现象。如果出现这种症状请不用慌，只要每天坚持敲消泺穴就能缓解。因为胸闷是上焦气郁而成，而消泺穴正是三焦经的一个穴位，所以如果

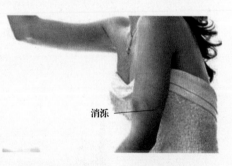

消泺

平时感到胸闷，可以按摩或者敲击此穴位，它会使胸闷减轻或消失。

　　膻中穴：位于人体两侧乳头之间，胸部正中线上，这里是人体内气所汇聚的重要部位。

　　方法：将掌根置于此处，稍用力按下，轻轻揉动5~10分钟，有助于调畅人体气机，缓解哮喘病胸闷气短、呼吸困难的症状。

第四节 头 晕

头晕是一种常见的脑部功能性障碍，也是临床常见的症状之一，为头昏、头胀、头重脚轻、脑内摇晃、眼花等的感觉。头晕可由多种原因引起，常见于发热性疾病、高血压病、脑动脉硬化、颅脑外伤综合征、神经症等。此外，还见于贫血、心律失常、心力衰竭、低血压、药物中毒、尿毒症、哮喘等。抑郁症早期也常有头晕。头晕可单独出现，但常与头痛并发。头晕伴有平衡觉障碍或空间觉定向障碍时，患者感到外周环境或自身旋转、移动或摇晃。偶尔头晕或体位改变而头晕不会有太大的问题，如果长时间头晕，可能是重病的先兆，应引起重视并及时就医。

● 操作方法

❶ 轮刮眼眶、分抹前额：拇指按在太阳穴上，用双手食指侧面从里到外刮眼眶约2分钟，接下来，用食指、中指、无名指的指腹从中间向两侧分抹前额约2分钟。每日3遍。

❷ 头晕时，可用风油精滴在百会、风池、太阳穴上，接下来按揉约2分钟，闭上眼睛好好休息一下。

❸ 川芎、桑树枝、菊花少许，泡浓茶，随时饮用。

❹ 饮食要清淡、易消化，避免油腻的饮食，如出现呕吐恶心，要多餐少食。不要乱服补品。

❺ 如头晕是高血压导致的，就要减少饮食里食盐的量，减少烈性酒、浓茶、咖啡的饮用。

养生建议

遵医嘱用枯草汤治头晕。

夏枯草25克，生白芍15克，生杜仲25克，黄芩10克。

用法：先煎前3味药，放入3茶盅水，熬30分钟，从火上拿下来，稍停再加入黄芩，煎5分钟即成。每天早晚各服1次。服一段时间后即能感觉头轻眼亮。

175

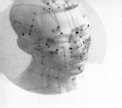

第五节　湿邪阻络

湿邪阻络指的是一个虚实夹杂的病症，体质是气虚、阴虚的体质，同时体内又有水湿、瘀血等病邪阻碍气血运行。

湿邪阻络常引起四肢疼痛。其病症的发生主要是由于机体内正气不足，感受风、寒、湿、热之邪，闭阻经络，气血运行不畅所致，以四肢的关节、筋骨、肌肉发生酸痛、麻木、重着、屈伸不利，甚至关节肿大灼热为主要临床表现。

●操作方法一

❶ 承山穴，在小腿肚子下方正中，在这里，肌肉分成"人"字形，承山穴就在"人"字中间。

❷ 很多老中医也运用承山穴配双肩井穴，可治疗由疲劳引起的腰酸腿痛，有很好的效果。

❸ 承山穴是治疗人体湿气较好的穴位，其效果跟薏米红豆粥有异曲同工之妙。承山穴在足太阳膀胱经上，膀胱经主人体一身之阳气。承山穴一方面是全身承受压力最多的筋、骨、肉的集结之处，另一方面又是人体阳气最盛的经脉的枢纽，所以，它能通过振奋膀胱经的阳气，排出人体湿气。

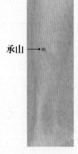

承山——

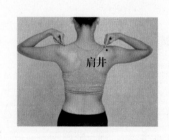

肩井

❶ 另外，游泳的时候，一些人的小腿肚子会抽筋，这是因为人在水里感受了寒湿之邪，这时，只要赶紧揉一揉承山穴，抽筋的症状就会缓解或者消失。

❷ 在日常生活中，用承山穴来祛除湿气、缓解疲劳的时候，按压手法要轻柔些。承山穴按上去会非常酸痛，如果手法重了，人会受不了，所以，按揉承山穴的时候，开头只能轻轻地按、轻轻地揉，以感觉到酸胀微痛为宜，慢慢地可以加重手法，千万不要把别人或自己按得剧痛难忍。谁都怕疼，在能保障效果的情况下，应该尽量把疼痛减到最小。

❸ 祛除湿邪除了按压承山穴外，还有一个方法就是"抱腿法"。

养生建议

我们摸摸普通人的腿肚子，会感觉软软的，但如果练了一段时间"抱腿法"，再摸他的腿肚子，你会发现变硬了，这就是"抱腿法"产生的效果，小腿不一定会加粗，但是会变得结实。腿肚子硬实了，全身的抗疲劳能力、自动祛寒湿能力也就强了。

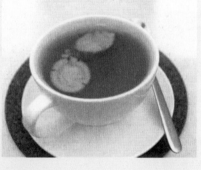

祛除湿邪在饮食上要多吃温性食物，少吃寒凉食物；生活中要尽量避免淋雨。下面，再为大家介绍一款"姜红茶"，对于泻除体内寒湿极有效。

原料：生姜适量，红茶一茶匙，红糖或蜂蜜适量。

做法：将生姜磨成泥，放入预热好的茶杯里，然后把泡好的红茶注入茶杯中，再加入红糖或蜂蜜即可。生姜、红糖或蜂蜜的量可根据个人口味的不同适当加入。

第十四章　养生保健穴位调理法

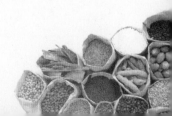

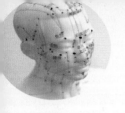

第六节　轻度焦虑症

焦虑症是大脑中枢神经长期过度紧张，致高级神经活动机能障碍的一种疾患。中医认为，气血阴阳失和、脏腑功能失调为焦虑的主要病机。"脑为元神之府""心主神"，故本病与心、脑关系密切，同时亦涉及肝、脾、肾。

轻度焦虑症以刮痧疗法治疗，一般选督脉、足太阳膀胱经为主，通过刺激体表腧穴，调整机体的阴阳平衡，振奋阳气，达到"阴平阳秘，精神乃治"。百会穴有醒脑开窍，宁心安神，升举阳气之功。背部腧穴为脏腑经气所聚，与中枢神经关系密切，刮拭背部腧穴可调节脏腑功能，协调中枢神经的功能活动。

●操作方法一

❶ 患者端坐或俯卧，在其身上抹上刮痧油，刮拭督脉（自上而下）、足太阳膀胱经（自下而上），并重点刮拭身柱、肝俞等穴位，至痧痕出现为宜。

❷ 患者端坐，在其身上抹上刮痧油，刮拭百会、神门、三阴交、太溪（内踝高点与跟腱之间凹陷中）、照海（内踝下缘凹陷中）、申脉（外踝下缘凹陷中）等穴位，至痧痕出现为宜。

❸ 待患者失眠症状逐渐消除、睡眠好转后，再刮拭三阴交、太溪、照海等穴位15~20次，以巩固疗效。

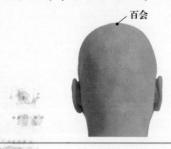

百会

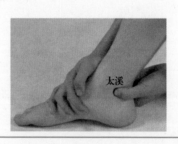

太溪

辨证加减：肝郁化火型加刮行间、太冲、三阴交穴；痰热内扰型加刮丰隆、足三里穴；阴虚火旺型加刮三阴交、涌泉穴，加强刮肾俞、命门穴；心脾两虚型加刮神门、内关穴，加强刮心俞、脾俞穴；心胆气虚型加刮神门、内关、阳陵泉穴，加强刮胆俞、肝俞、心俞穴。7日1次，4次为一个疗程，连续2个疗程观察疗效。

刮痧对轻度焦虑症有一定的疗效，但并非所有人都适合用刮痧治疗，以下这些情况是绝对不可以刮痧的：

❶ 孕妇的腹部、腰骶部，妇女的乳头，禁刮。

❷ 白血病、血小板减少，慎刮。

❸ 心脏病出现心力衰竭者、肾功能衰竭者，肝硬化腹水、全身重度水肿者，禁刮。

❹ 下肢静脉曲张，刮拭方向应从下向上刮，用轻手法。

❺ 凡刮治部位的皮肤有溃烂、损伤、炎症都不宜用刮痧疗法，大病初愈、重病、气虚血亏及饱食、饥饿状态下也不宜刮痧。

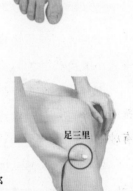

三阴交

太冲

足三里

第十四章 养生保健穴位调理法

维生素B族对神经系统的运作相当重要。可每天补充泛酸（维生素B$_5$）100毫克。

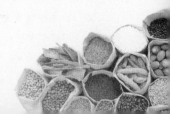

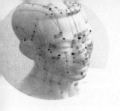

第七节 脱发症

中医认为，毛发枯黄、早白、脱发或由于先天禀赋不足，或后天精气过度亏耗而致须发不荣；或由于气血亏虚不能荣养毛发；或由于脾失健运所致，因此气血生化不足，毛发失于滋养而枯黄、脱落。

现代医学认为，营养不良，如维生素A缺乏、蛋白质缺乏；某些疾病，如贫血、胃肠病、糖尿病等；化学物的伤害，如染发、烫发；物理因素，如日晒紫外线的伤害；遗传因素；过度疲劳等都可导致头发干枯早白、脱发。

● 操作方法

第一步：两手手指微屈，以10指指端从前发际起，经头顶向后发际推进。反复操作20~40次。

第二步：两手手指自然张开，用指端从额前开始，沿头部正中按压头皮至枕后发际，然后按压头顶两侧头皮，直至整个头部。按压时头皮有肿胀感，每次按2~3分钟。

第三步：两手抓满头发，轻轻用力向上提拉，直至全部头发都提拉1次，时间2~3分钟。

第四步：用两手手指摩擦整个头部的头发，如洗头状，每次2~3分钟。

第五步：双手四指并拢，轻轻拍打头部的头皮1~2分钟。

以上按摩法每日早晚各做1次。长期坚持，可防治白发、脱发、头发干燥、枯黄等。

养生建议

防脱发可吃海藻类、蔬菜、水果和豆制品类。海藻类含有丰富的叶绿素，所以应多吃海带、羊栖菜、海苔等。蔬菜含有蛋白质。蛋白质有碱性蛋白质及酸性蛋白质，头发需要的是碱性蛋白质。

第八节 抗衰老

人体的皮肤与脏腑经络气血的关系密切。如果人体气血不足，经络气血运行不畅，脏腑功能减退，阴阳失去平衡，皮肤就会出现衰老。当人体皮肤出现衰老时，可表现为肌肤枯瘪无泽、荣华颓落、弹性减弱、干燥粗糙、萎缩、皱纹增加等，会严重影响人的容颜相貌。

● 操作方法一

红颜按摩法

❶ 摩腹：以缓摩、顺摩的补法，10~15分钟。

❷ 点穴：以脾俞、肝俞、肾俞穴为重点，用平稳着实的按揉法，每次1分钟左右。

❸ 捏脊：自长强穴至大椎穴行5~7遍，在脾俞、肝俞、肾俞穴上按揉50次。

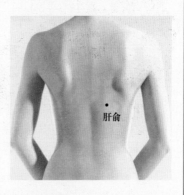

肝俞

● 操作方法二

自身耳穴按摩法

第一步：全耳按摩。双手掌心摩擦热后，摩耳背面5~6次，然后劳宫穴对准耳郭腹部，正反转各揉18~27次。

劳宫

第二步：摩耳轮数十次。

第三步：揉捏、拽拉耳垂十余下。

第四步：双手食、拇指相对按摩耳屏和对耳屏各10~20次。

第五步：用双手食指尖按揉三角窝、耳甲艇和耳甲腔各数次。

181

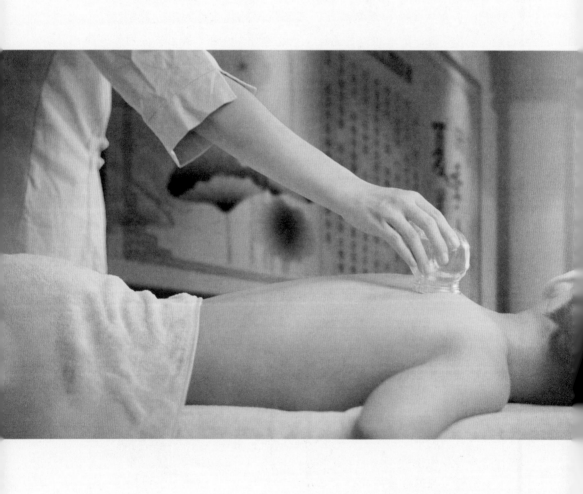

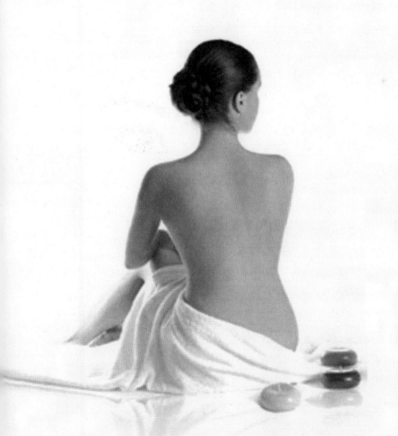

第十五章

老年人固本培元穴位调理法

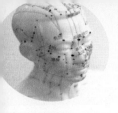

第一节 老年性失眠

失眠几乎是老年人的标志性特征，所有的老年人都会出现睡眠不好的现象。在医学上失眠是以不能获得正常睡眠为特征，集中表现为睡眠时间短、深度不足、多做噩梦以及极易惊醒等，所以老年人会感到睡眠不能消除疲劳，不能恢复体力与精力。由于睡眠异常，白天出现疲乏易累、头晕头痛、心悸健忘及心绪不宁等。

中医认为，失眠与心、脾、肝、肾衰弱及阴血不足有关，并能持续加重或诱发心脏病、高血压、中风等严重病症。顽固性失眠带来很大的痛苦及安眠药的依赖，如果长期服用安眠药，可能出现副作用。

●操作方法

❶ 按压法：点穴按摩睛明、太阳、攒竹、百会、四神聪、风池、风府等穴，每穴按压2分钟，力度以热胀为合适。

❷ 推拿法：从太阳穴起，先向前顺眉弓推拿，接着向后、向上、向前，回到太阳穴。然后稍作片刻按压，按压时力度稍轻，重复操作10遍。

❸ 缕头法：以双手小指尺侧缕头，缕时速度均匀，力量以透热为度，先慢后快，由前向后，先中间后两侧，一般缕5分钟左右。

❹ 摩腹法：用手掌绕肚脐摩腹，先逆时针后顺时针各摩81圈，然后用手指横擦小腹，往返81次。

❺ 宽胸理气法：采用仰卧位，按摩者站在左侧，双手五指分开，沿肋骨走行方向，自内而外，从上往下，轻擦胸廓5分钟左右，力量由轻而重。

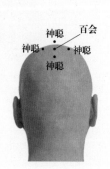

第二节　老年中风

中风是很多老年人惧怕的病，他们总会担心自己是不是会出现中风的现象。其实任何一种病症的出现都是有迹可循的，只不过很多人不了解中风是怎样一回事，当然就更不知道中风先兆都有些什么。这些都是让普通人无法预防中风的因素。下面关于中风先兆的每一项如能明白并且记住，就能有效预防中风。

●操作方法一

手指麻木。中风先兆的手指麻木通常都是突然出现的，并且跟手臂没有什么关系，会觉得莫名其妙地感到手指腹或者手指尖麻木，其他地方都比较正常。这时候就需要通过穴位的刺激来改善麻木的情况，这也是从中风先兆开始扭转中风的重要内容。一般会选用行间、太冲、涌泉、厉兑穴等，因为这些穴位大多是在脚上，所以可以结合足部的反射区按摩。主要按摩大脑、小脑及脑干等反射区。

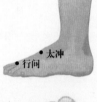

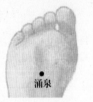

●操作方法二

舌尖偏到一边。只要言语上有些含糊，吐字不清，就要及时看一看舌头是不是有些发偏，也就会及时避免中风。舌头的改变一般意味着头部的气血出现了问题，这样的人很容易发生脑出血或者脑血栓。选择百会、地仓等穴位进行一定的刺激，可以很好地纠正舌头不正的现象。再选用耳朵上的反射点则会有很好的辅助作用，因为耳部的反射可以直接刺激到面部的神经，这对中风引起的面神经麻痹有不错的预防和治疗效果。

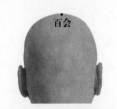

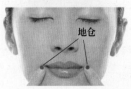

● 操作方法三

走路出现摇摆不定。这是由于中风引起的小脑神经紊乱导致的整个机体的协调性发生了改变，所以相关的其他方面的功能就大部分失去正常机制，很多失衡的情况就出现了，最典型的就是走路。在对中风的预防治疗中，走路需要多方面的调理，例如取穴就要全身进行选穴，像足三里、阴陵泉等穴位，再结合之前的一些穴位，综合起来进行治疗有一定的效果。

足三里

阴陵泉

解决老年中风的难题

● 操作方法一

对于脑血栓引起的中风患者，要注意着重按双脚的大脚趾。因为在足部的反射区中，大脚趾几乎将大脑和小脑都包含进去了，而另外4个脚趾对应的是前额部分。所以重点在大脚趾的反射区，相关的4个脚趾也要有所涉及。如果已经出现了语言障碍，就要在大脚趾上寻找语言的反射区，在大脚趾前部靠近趾甲的位置，多在这里按摩刺激，可以帮助恢复语言。按摩的时候可以先从大脚趾的右侧开始，向左侧慢慢滑动，也可以从

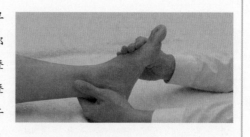

左向右滑动，这样反复地把整个大脚趾前部的位置都按摩到。在人体的双脚外侧也存在像手掌一样赤白肉际分明的地方，这些位置是四肢的反射区，呈带状分布。在按摩的时候如果对这个位置进行按摩，可以减少四肢不灵活的现象，也反过来作用于大脑，帮助中风患者的康复。

● 操作方法二

　　多进行头部的梳理，从头顶的百会穴开始，向前方和两侧进行按摩。因为大脑的重要功能分区都在头部的前方，所以要多梳理头部到前额的地方，向两侧扩展，这样有助于恢复运动和语言的功能。另外，脊柱也需要进行刺激，尽量让患者趴在床上，然后对整个后背、脊柱以及脊柱两旁的肌肉进行按摩，从上往下，以脊柱为中心，避免患者出现肌肉功能丧失的情况。

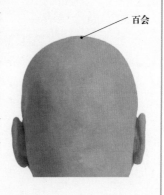

百会

● 操作方法三

　　如果患者已经长期卧床了，对于局部的按摩就非常有必要了。因为卧床的患者一般会逐渐丧失各种功能，所以要分别对四肢和躯干进行护理。例如，平躺的时候，要注意保护肩部，卧床容易产生褥疮，那么就要多按摩一下腿的反射区，以及腰背部和臀部的反射区，让患者从腰腹部就开始增加血液的循环，下肢也会变得好起来，功能减退也会变慢，褥疮也会很少出现。

养生建议

　　❶ 蛋白质摄取量每日每千克体重以1~1.5克为宜。应以素食为主，荤素杂食，粗细混吃。这样可使荤素蛋白质互补，从而提高蛋白质生理营养价值。

　　❷ 脂肪应以素油为主。如菜籽油、豆油、芝麻油、玉米油、葵花籽油等。有条件者可吃鱼油。荤素油以1∶1的比例最好。每日油脂应控制在人体总热量的30%以下。

　　❸ 少吃白糖及其制品。因白糖可使血糖、血脂升高。蔬菜瓜果中的果糖有利于氨基酸的活化及蛋白质的合成，在人体内转变成脂肪的可能性比葡萄糖小，且不会引起血糖升高。因此，可多吃蔬菜瓜果类食物。

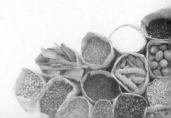

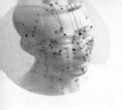

第三节 老年人的耳目

有些人认为耳聋和眼花是两个事情，所以一边治疗耳朵听力下降，另一边又治疗眼睛视物不清，但是方法却南辕北辙，根本没有找到问题的根本所在。因为从中医的角度看，随着年龄的增长，人体的肾脏会逐渐出现亏虚的情况，如果不加以改善的话，就会出现衰老的迹象，包括听力、视力、行动方面的退化。平时可以从食补上进行调养，让肾脏不过早地出现亏虚。

因为肾开窍于耳，眼睛也是跟肾脏密切相关的。所以在进行足部按摩时，就应该注意对肾、输尿管和膀胱的反射区进行刺激，这样耳朵和眼睛的功能也会强化。当然想要治疗听力和视力的下降，光按摩肾、输尿管和膀胱的反射区是不够用的，要适当加一些大脑、耳、眼的反射区的按摩，每天这样按摩就能调节身体的功能，帮助预防出现耳聋和眼花。

● 操作方法

❶ 百会穴是人体最高的穴位，在头顶的位置，将两个耳尖连接起来，在中心的地方就是百会穴。了解了百会穴的位置，从百会穴开始向下方用手指梳理，沿头部分别做前侧、两侧和后方的梳理，用手指每隔一段距离就向下点按。

百会

❷ 同时在眼睛的周围分别有攒竹、鱼腰、丝竹空、瞳子髎、承泣、睛明穴。这6个穴位形成了眼周按摩的循环。每天从攒竹向睛明穴循环按压，并且在听宫、听会、耳和髎3个穴位按压。眼睛和耳朵就都按摩到了，预防眼花耳聋就在这简简单单的按压中完成。而且可以在耳朵上采用耳穴压豆的方法刺激肾的反射点，这样全身都调动起来，视力和听力就不会过早出现问题。

第四节 老年肌肉酸痛

无论是年轻人还是年纪大的人，经常劳累，都会出现肌肉酸痛的现象。年轻人通常经过一定的休息和睡眠，所有的疲劳都会消失。但是，老年人不一样，总会有一种无法祛除肌肉酸痛的感觉，在这个时候就会想到，如果有谁能立即让这种难忍的酸痛彻底消失该多好啊！其实这个人就是自己，身上的穴位就是缓解酸痛的"最好医生"。

●操作方法

❶ 在脚上有一个非常有名的穴位——太白穴，太白穴是脾经的原穴。太白穴就在足的内侧，大脚趾的脚趾关节后下方，赤白肉际的凹陷处。如果不容易找到，那么就找第一个脚趾高高突起的地方，像一个小山一样，在后边皮肤比较白处，就是太白穴。

太白

❷ 老年人的肌肉酸痛有时并不仅仅是腿部的肌肉，也可能是身体其他的部位。太白穴是脾经的重要穴位，脾脏的功能就包括调节身体四肢的不适，所以太白穴能综合地调理全身的肌肉酸痛。每次在劳累的时候都可以按摩一下，睡觉前浸泡双脚，一边按摩足底的反射区一边按摩太白穴是较好的缓解疲劳的方法。

养生建议

❶ 捶打腰背：双手握成空拳，轻捶肩背和腰部。也可以使用拍打棒依次交替拍打双肩、后背、腰部和下肢等部位。拍打时，注意背部宜轻，下肢可偏重。

❷ 推拿腿部：从上至下在大腿的前内侧及前外侧反复推拿。

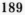

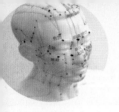

第五节　老年腰痛

　　老年人腰痛是比较常见的事情，时间久了也就没办法忍受了，有很多人就会认为年纪大了，必然要出现腰痛的现象。其实年纪大了也可以不受腰痛的煎熬，这是完全可以自我治疗的一种病症。一般老年人的腰痛是由于腰部软组织的积累性损伤、超负荷劳动、维持一种姿势过久及姿势不良引起局部负荷过大或受风寒潮湿等因素导致的疼痛性疾病。老年性骨质疏松症、腰椎骨质增生也可引起腰痛。

　　腰痛的主要症状：腰腿痛，弯腰过度、咳嗽、喷嚏、大声说笑、腹部用力、天气变化等因素都可使疼痛加剧。

● 操作方法

　　腰阳关穴是治疗腰痛较好的穴位。它就好像是腰部的一个咽喉要道，找到腰阳关穴就找到了治疗腰痛的重要战略要地。腰阳关穴位于髂骨的位置上，髂骨就是每天系腰带的地方，用手从腰向下摸，在腰下方的那块骨头就是髂骨。然后拇指按在髂骨边缘，食指向后交会在背上中点就是腰阳关穴了。因为腰阳关穴是督脉上的一个穴位，所以治疗腰部的所有疾病都有不错的效果，例如坐骨神经痛、腰的急性扭伤等都能有所缓解。

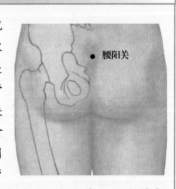

● 腰阳关

养生建议

　　❶ 枸杞叶炖猪腰。猪腰2只，枸杞叶150克。将猪腰洗净切块，与枸杞叶加水炖汤，加少许盐。

　　❷ 黑豆90克、核桃仁60克，猪腰2只。将猪腰去筋膜与前两味共煮熟。

　　❸ 核桃仁250克，板栗仁120克，共捣烂如泥为丸，每次9克，每日3次，嚼服。